一輩子的好視力

眼科醫だけが知っている 一生視力を失わない50の習慣

只有眼科醫生才知道，保持好視力的50個習慣

平松類 著　戴月芳 譯

前言

在數位化飛速發展的今天，不可否認的是，我們眼睛的負擔愈來愈重，而這正是數位化帶來便利所換來的代價。

在史前時代，人類靠「眼觀四方」生活。然而，隨著文明的發展和城市的興建，人們開始把目光投向近處而不是遠處。此外，隨著電視和個人電腦的普及，我們現在可以近距離接觸到大量的光源，這在之前是不可能的事。

在這種情況下，眼睛的功能無法適應周圍環境的變化。變化的速度如此之快，尤其是電子設備和數位化的普及，以至於眼睛的進化跟不上。探究原因，隨著電子設備的普及和數位化進程的加快，全世界近視眼患者的數量也在不斷地增加中。

請千萬不要把近視簡單地理解為看不清楚遠方的物件。眾所周知，與沒有近視的人相比，「近視」、「白內障」、「青光眼」、「視網膜剝離」和「近視性黃斑部病變」患者的風險更高。

換句話說，近視不僅僅是「看不遠」的問題，而是一種將來可能導致失明，需要重視的疾病，不能只被視為是「現代文明病」。

此外，隨著年齡的增長，我們的眼睛也會老化，但是這並不意味著老花眼是絕對不可避免的，因為它是衰老的結果。這是另一個很少有人知道的事實。

本書濃縮整理出只有眼科醫生才知道，但通常被誤解的50個習慣。這些小習慣，都有醫學根據，任何人、任何年齡層都可以開始養成。

我自己也採用與養成這些習慣。我可以滿懷信心地向大家推薦它們，因為我已經收到了無數親身體驗者的推薦信。我希望大家從今天開始，在閱讀本書之後，終生不必擔心視力的問題！

目錄

STEP 1

眼睛老化年表

——眼睛日漸老化

STEP 2

使用你的「大腦」，你會看得更清楚
——看看就知道了！7天內改善視力的訓練

STEP 3

快速改善視力的生活習慣
——每個人都能輕鬆掌握！改善視力的運動

STEP 4 讓你一生都擁有明亮雙眼的生活方式

STEP 5 如何飲食改善視力

STEP 0

在超級數位時代，我們的眼睛面臨著危險！

——保持終生好視力

所有人的眼睛都處於危險之中
——眼睛無法適應時代的快速變化

史上最嚴重的「超級近視」時代已經來臨

電腦、智慧型手機和平板電腦，這些3C產品已經成為我們日常生活中不可或缺的工具。

即時獲取想要的資訊、在社交網站上與世界各地的人聯繫、觀賞視頻、閱讀電子書等等，也許沒有人會反對這些便利讓我們的生活更加便捷和豐富。

但是，**有一樣東西卻因為我們每天使用這些有用的工具而面臨著前所未有的危險，那就是我們的眼睛。**

毋庸置疑，眼睛是「看」的器官。光線是眼睛捕捉物體圖像的必要條件。因此，眼睛的設計能夠承受一定量的光線。然而，過度的光刺激會損傷眼睛。

數位裝置會發出很強的光，即「藍光」。而且，智慧型手機尤其如此，人們通常在距離臉部僅幾十公分的地方觀看這些數位裝置。

換句話說，已經司空見慣的「每天使用數位裝置的生活方式」，可以改寫為「眼睛過度被有害的且近距離的光刺激之生活方式」。

數位化讓我們變得盲目!?

在數位時代，眼睛正面臨著前所未有的危機。**這一危機的現實表現就是「超級近視時代」的來臨。**

事實上，正如下一頁的圖表所示，近視人口的增長已成為全球趨勢，預計還會繼續下去，世界衛生組織（ＷＨＯ）已將此作為一個「嚴重的公共衛生問題」敲響了警鐘。

在很久以前以狩獵採集生活為主的舊石器時代，人類只關注遠處，但

全球「近視」人口不斷增加

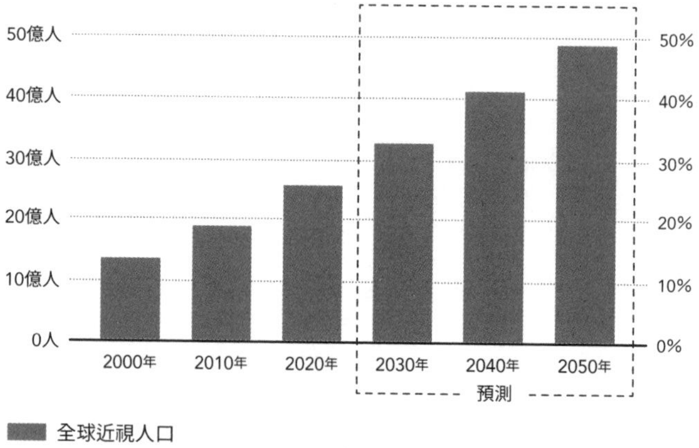

霍頓（Holden）等人發表，2016 年《眼科雜誌》（Journal Of Ophthalmolog）

是隨著以農業畜牧業、定居和集體生活為主的新石器時代發展，人類開始關注近處。隨著文明的演變，從城市的發展、活版印刷的發明和書籍傳播的展開，人類的生活開始向更加「近距離接觸」的方式轉變。

現代社會的變化尤為迅速：從二十世紀六〇年代電視進入千家萬戶，到二十世紀九〇年代個人電腦和遊戲機的流行，再到最近10年智慧型手機的普及。

根據日本總務省二〇一九

年的統計資料，日本每個家庭的智慧型手機擁有率實際為83・4%。

自古以來，人類一直透過調整身體以適應各種環境變化來生存。

然而，**在過去的30至40年間，人類的眼睛器官在如此短時間內發展和普及這樣多的數位裝置，沒有跟上時代劇變的腳步。**變化的速度實在太快，眼睛根本無法逐漸適應並且可以承受藍光的刺激。

其結果就是前面提到的「近視人口急劇增加」。

此外，在COVID-19全球疫情發展之後，導入的遠端工作和遠端學習進一步加劇了近視增加的眼睛危機。

二〇二〇年六月，日本京都市結束了同時停課的做法，對全市小學生進行了視力測試。結果顯示，23%的兒童視力低於0・7，比上一年增加了6%。

只是透過同步測試發現的是兒童，但是在成年人身上很可能也觀察到類似的趨勢。**不難想像，除了大量使用智慧型手機導致的「智慧型手機老花眼」之外，遠端工作導致的「遠程老花眼」也在加速發展。**

現代生活改變了眼睛的結構

近視的可怕後果

順便請問一下，你認為眼睛發生了什麼變化會導致近視？

儘管存在各種理論，但是人們對近視的機理還不完全清楚。最流行的理論之一是**「調節滯後理論」**，該理論認為眼睛調節焦距的能力存在「滯後」或「錯位」（例如斜視）。

專注於近處的物體比較容易，而專注於遠處的物體則比較困難。這就是為什麼你能「看到近處，卻看不到遠處」。

那麼，為什麼眼睛的聚焦功能會出現「滯後」呢？原因在於眼球直徑的拉長，即所謂的**「眼軸」**。

眼睛的聚焦是由一種叫做**「睫狀肌」**的肌肉完成的。

過於近距離看東西的習慣，會改變健康眼睛的結構

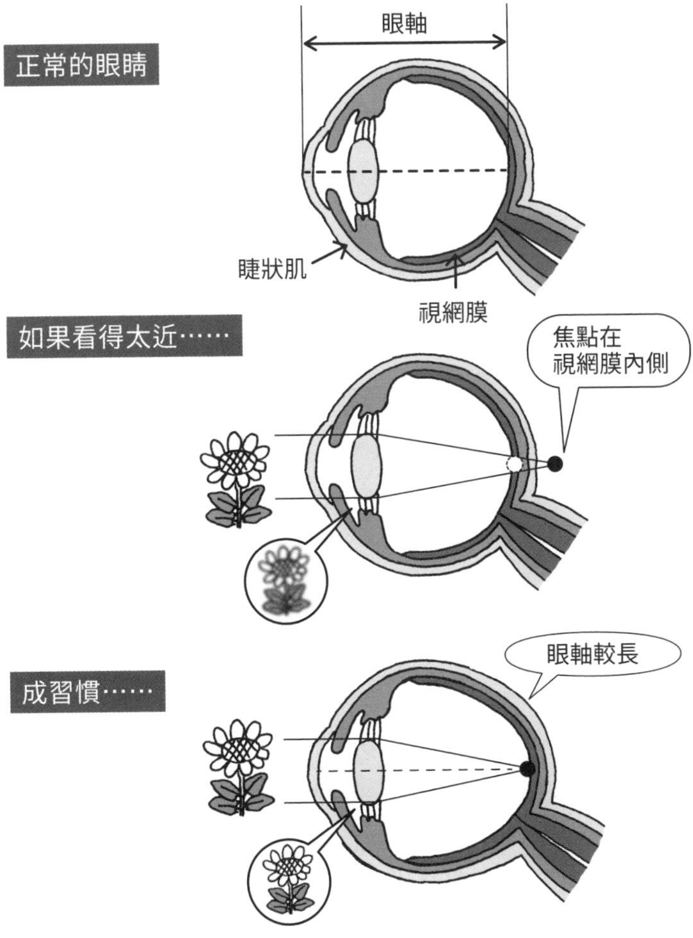

當近距離看東西時，睫狀肌會緊緊地收縮。

這使得被稱為「水晶體」的眼球晶狀體變厚，並與眼球後部的「視網膜」對焦。視網膜就像電影中的銀幕：當它對焦時，我們就能清楚地看到東西。

但是，如果你嘗試看得太近，即使睫狀肌收縮並使水晶體變厚，視網膜上的圖像也會變得模糊，因為水晶體的焦點比視網膜更靠後。

習慣上，眼睛的形狀會發生變化

如果這只是偶爾發生的情況，並不會造成太大的影響。**然而，如今人們經常近距離看東西，以至於距離太近而無法聚焦，這就是「眼軸增長」現象發生的原因。**

看近物的「功能」跟不上，這就是為什麼「眼睛的結構（形狀）」首先發生變化。

眼軸通常在24公分左右，但當眼軸增長到26～27公分時，原本難以聚焦的近距離視物就變得容易多了。

相反地，向遠處看東西時，焦點會在視網膜前方，導致我們看不清楚。

這可以解釋為「看近不看遠」的近視。這種由眼軸增長造成的近視在醫學上被稱為「軸性近視」。**可怕的是，眼軸一旦被增長，就再也回不到原來的位置了。**

近視是萬惡之源

不要小看近視——肩膀僵硬、頭痛和疲勞……都是眼睛造成的

「近視就是看得不夠遠，對嗎？」「為什麼不戴眼鏡呢？」你可能認為這還不能解決問題。

導致近視的環境包括「密閉空間」和「過於近距離看東西」。在這些環

境中，**眼睛所承受的負面壓力往往是導致慢性肩膀僵硬、頭痛、疲勞和失眠等症狀的原因。**

經常可以看到一些頭痛得很厲害的病人，他們甚至急忙去看神經外科醫生，但是在養成了眼部保健的習慣後，頭痛就完全好了。

眼睛還與自律神經系統有關。

強光刺激會激活負責興奮的交感神經系統。因此，重要的是負責鎮靜的副交感神經系統應占主導地位，如果在睡前接受來自智慧型手機等的強光刺激，自律神經的平衡就會受到干擾。

這會導致精神緊張而難以入眠，如果這種情況日積月累，就會導致失眠。這種自律神經系統和生活節奏的紊亂還會導致精神失常。

近視會增加失明的風險

雖然人們通常不會把眼睛的健康一起連想，但是忽視眼睛的健康會使身心健康更容易受到影響。

研究還發現，近視的人罹患「白內障」、「青光眼」、「視網膜剝離」（因眼內膜．視網膜剝離而喪失視力）和「近視性黃斑部病變」（因黃斑視網膜出現缺口或視網膜剝離而喪失視力）的風險比沒有近視的人高。

一篇學術論文研究指出，罹患這些眼疾的風險取決於近視的程度，具體內容如下。[1]

- 青光眼——
  輕度（0～-3）近視病人的發病率是正常人的1．59倍。
  中度（-3～-6以下）近視病人的發病率是正常人的2．92倍。
- 白內障——
  輕度（0～-3）近視病人的發病率是正常人的1．56倍。

近視導致各種疾病

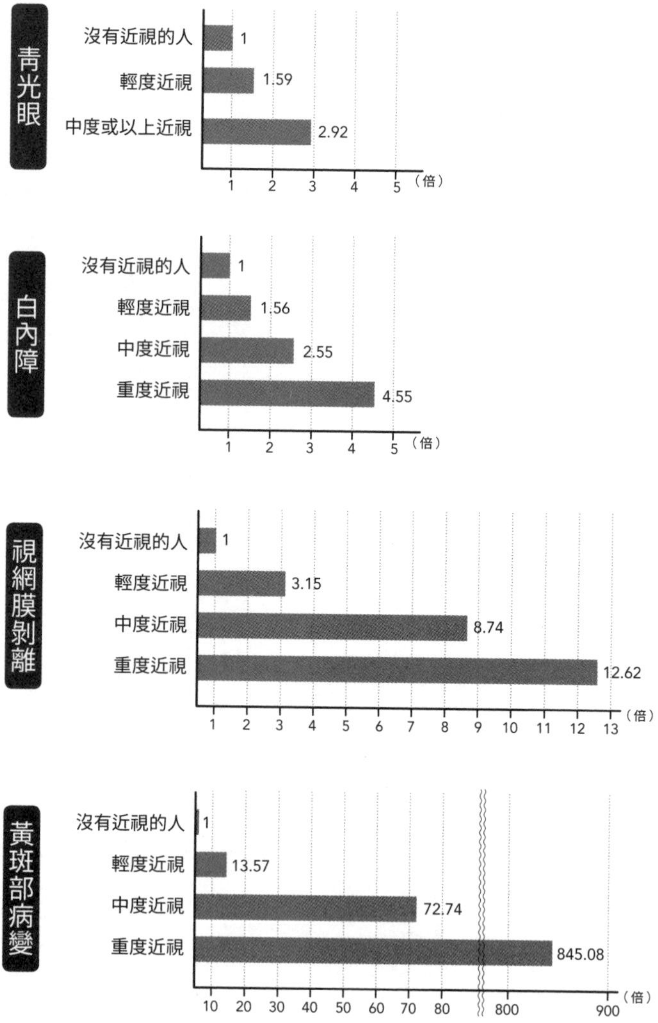
青光眼
沒有近視的人 1
輕度近視 1.59
中度或以上近視 2.92
1 2 3 4 5（倍）
白內障
沒有近視的人 1
輕度近視 1.56
中度近視 2.55
重度近視 4.55
1 2 3 4 5（倍）
視網膜剝離
沒有近視的人 1
輕度近視 3.15
中度近視 8.74
重度近視 12.62
1 2 3 4 5 6 7 8 9 10 11 12 13（倍）
黃斑部病變
沒有近視的人 1
輕度近視 13.57
中度近視 72.74
重度近視 845.08
10 20 30 40 50 60 70 80 800 900（倍）

中度（-3～-6）近視病人的發病率是正常人的2．55倍。

重度（-6～下）近視病人的發病率是正常人的4．55倍。

●視網膜剝離——

輕度（0～-3）近視病人的發病率是正常人的3．15倍。

中度（-3～-6）近視病人的發病率是正常人的8．74倍。

重度（-6以下）近視病人的發病率是正常人的12．62倍。

●黃斑部病變（近視）——

輕度（0～-3）近視病人的發病率是正常人的13．57倍。

中度（-3～-6）近視病人的發病率是正常人的72．74倍。

重度（-6以下）近視病人的發病率是正常人的845．08倍。

這些疾病都是嚴重的眼疾，會導致失明。有鑑於此，很難相信「近視只是看不清楚遠處」、「戴上眼鏡就可以了」。

STEP 1

眼睛老化年表

——眼睛日漸老化

老花眼其實始於青少年時期！

老花眼不只是老年人的專利

隨著年齡的增長，我們的眼睛開始退化。眾所周知，所謂的「老花眼」是從什麼時候開始的，但是對於老花眼開始的年齡，一般人和專家之間存在著些許的分歧。

你認為「老花眼」是50多歲、60多歲或更晚才出現的症狀嗎？**其實，從出生後眼睛就開始老化了——通常說到「與年齡有關的視力衰退」，我們會說從40多歲就開始了。但是現代人因為數位裝置改變生活，從兒童到成年人使用眼睛習慣不佳，也可以說，老花眼從10幾歲就開始了，而且是在不易察覺的情況下，因為它不是突然出現的，而是逐漸變得難以看清楚近處的東西。**

還有，我們的身體會出現許多不同的老化現象，例如耳聾、腿和腳不方便等。

如果失聰，人們會使用助聽器；如果行走不便，人們會使用手杖或輪椅……，在輔助工具的幫助下，以維持日常生活。

眼睛也是如此，99．9%的人會罹患老花眼。此外，眼睛是人體中最早出現衰老並需要借助工具的器官。

大多數人在40多歲時開始出現老花眼，並隨著年齡的增長而加深，但是在70歲左右加深速度會減慢。因此，老花眼是一種從40多歲到70多歲都可能出現的眼部疾病。

白內障從50多歲開始出現

老花眼並不是眼睛逐漸出現的唯一衰老症狀。

白內障與老花眼一樣，幾乎人人都會罹患。雖然白內障也可能被認為是

「老年人的事」，但實際上有37～54％50多歲的人都會罹患白內障。白內障的發病率隨著年齡的增長而增加，60多歲的人中有66～83％（約70～80％）會患白內障；70多歲的人中有近90％（84～97％）會患白內障；80歲以上的人中有99．9％會患白內障。[2）]

不過，這個發病率包括「輕微白內障」病人，如果僅限於需要動手術的白內障，據說50歲左右的發病率約為10～13％，60歲左右的發病率約為26～33％，70歲左右的發病率約為51～60％，80歲及以上的發病率約為67～83％。

這就意味著，大多數白內障病人在出現需要動手術的症狀時，年齡都在60～80歲之間。

於是，白內障取代了老花眼，老花眼從40多歲開始出現，到70歲逐漸穩定下來。這也許可以解釋為什麼白內障給人的印象是老年人眼睛的症狀了。

40多歲的人罹患青光眼的機率增加

另一方面，青光眼在日本僅為二十分之一。但是，它的發病率從40多歲開始逐漸上升，70多歲時達到10％，因此可以說，隨著年齡的增長，青光眼的發病率會逐漸上升。

隨著年齡的增長，視野會變得愈來愈模糊

他們不僅視力受損，而且看不清楚東西

另一個不得不提的老化現象是「有效視野縮小」。有效視野是「自然視力範圍」。如果有效視野變窄，就可能看不到障礙物和其他物體，從而更容易受傷和發生意外。

隨著年齡的增長，每個人都更容易撞到或被絆倒。這不僅是因為我們的

60歲以上	「沒有老花眼鏡，日常生活會很困難……」	60 歲以上的人，在日常生活中使用雙手和閱讀小字的人愈來愈多。年輕時視力好的人往往會排斥老花眼鏡，當他們不得不使用老花眼鏡時，往往會表現出強烈的排斥心理。
70歲以上	大多數 白內障病人	從 50 多歲開始逐漸出現罹患白內障的風險。70 歲以後發病率逐漸上升，84 ～ 97% 的人都會患上白內障。可以說，幾乎所有人都會罹患白內障。
80歲以上	99.9% 的病例會發展成白內障	隨著年齡的增長，眼睛水晶體變得渾濁是不可避免的。有些人在出現症狀時就做了手術，而有些人則不需要動手術。

眼睛老化年表

40歲以上	**「愈來愈多人看不清楚眼前的東西了！」老花眼幾乎是每個人都會經歷的症狀。**	「老花眼」一詞通常被認爲是50歲以上的人才會出現的症狀。然而，老花眼是一種主觀症狀。它的症狀實際上在40多歲時就會出現了（如果沒有主觀症狀，則始於青少年時期）。典型症狀是視力模糊。
	視野範圍（有效視野）逐漸變窄？ ——這會是青光眼嗎？	「青光眼」是指一系列會導致視神經（負責把視網膜上的訊號傳遞至大腦，形成清晰的影像）受損，進而造成視力喪失的眼疾。當視神經受到影響會導致視野變窄。青光眼的發病率在40歲以上的人群中急劇上升。如果延誤治療，會有失明的危險。
50歲以上	**「最近，我覺得陽光非常耀眼。……」** ——有些人會罹患白內障。	「白內障」是指眼睛中像照相機鏡頭一樣的水晶體隨著年齡的增長而變得混濁和發白。從而導致視力下降。一般認爲白內障是一種影響老年人的疾病。但事實上，37～54%50多歲的人都會患上白內障。

瞬間反應遲緩和腿腳能力下降，還因為障礙物和臺階本來就不在我們的「視線範圍內」。除了青光眼之外，老花眼、白內障和有效視野縮小都是與年齡有關的疾病，幾乎我們所有人都會罹患這些眼疾。

那麼，除了放棄就別無選擇了嗎？即使不能完全阻止衰老的進程，只要你能適應眼睛每年不斷變化的狀況；將本書介紹的簡單訓練融入日常生活中，就能保持你的生活品質（ＱＯＬ），防止視力下降。

至少，你應該知道眼睛是如何工作的

順便請教你，你知道你的眼睛是如何反射物體的嗎？

如果對眼睛的工作原理有了粗略的了解，就能更容易理解故障發生的原因，也更有可能「嘗試」下一章介紹的具體「視力恢復法」。

眼睛就像照相機一樣

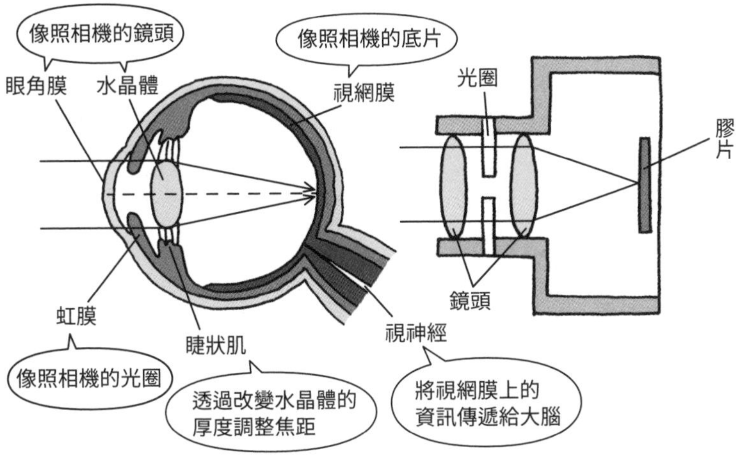

下面簡要介紹一下眼睛的工作原理。**眼睛的功能與照相機非常相似。**

「眼角膜」位於眼睛的最外層，是外界光線捕捉視覺資訊的第一站。就像覆蓋在手錶表面的一層亮玻璃片，為光線進入眼中的第一部位，可使眼球保持一定形狀，並使光線屈折集中眼底。

眼角膜後面的「水晶體」所起的作用與照相機的鏡頭

類似。在照相機中，調節光圈是為了使鏡頭聚焦，但是在眼睛中，是睫狀肌在發揮這一個作用。

就像照相機的「光圈」一樣，睫狀肌在看近處時收縮，看遠處時放鬆。這種收縮和放鬆會改變水晶體的厚度，使我們能夠看清楚物體。

如果這種基本「看」的機制或眼睛本身受到任何干擾，就可能出現視力喪失等問題。

近視，看不清楚遠處；遠視，看不清楚近處

近視是指一個人「能夠看清楚近處但看不清楚遠處」（能夠聚焦於近處的物體，但是難以聚焦於遠處的物體）。遠視是指一個人「能看遠但不能看近」（遠處的物體能聚焦，但是近處的物體難以聚焦）。當然也有例外，有些人近視或遠視，但是都能看清楚，不過前提是他們的視力較低。如果遠視度

什麼是正常的視力、近視和遠視？

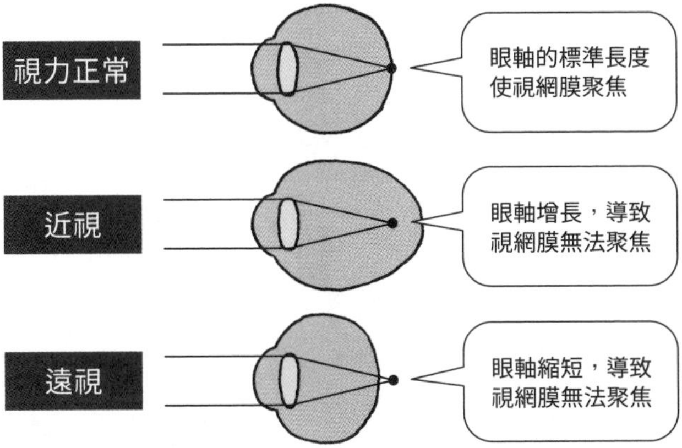

數太高，則可能既看不到遠處的物體，也看不到近處的物體。

近視是由於眼球長度（眼軸）增長或眼角膜和水晶體的屈光力過強造成的。遠視是由於眼球長度（眼軸）縮短造成的。

然而，儘管眼軸增長或縮短，或者眼角膜和水晶體的屈光力變得過強，這種眼部疾病已為人們所熟知，但是其發病機制至今仍未得到清楚的認識。

人們口中說的「視力不好」和遠視時常被誤認為是「好視力」，因為它們能讓人看到遠處。其實這兩者都應該是罹患了眼疾。

近視、老花眼和遠視的可怕之處

遠視會增加患病風險

本書第23頁提到，近視會增加罹患青光眼、白內障、視網膜剝離和近視性黃斑病變的風險。

另一方面，有一種眼疾也很有可能影響遠視。這種眼疾叫做「隅角閉鎖性青光眼」，眼球是一個密閉的器官，需有一定的壓力才能保持固定的形狀，這種壓力稱為眼壓。正常的眼壓通常在10～20 mmHg（毫米汞柱）左右，當隅角寬廣但小樑和施氏管阻塞時，房水不容易排出，會導致眼壓上升，當眼壓突然升高到40～50 mmHg，就會有較大機率造成視神經的損傷，使得視力的能見度範圍縮小。這種情況在中年以後尤為常見。

如果眼壓從10～20 mmHg突然升高到40～50 mmHg，很多人可能並不清楚該如何應對。如果血壓突然升高到400～500mmHg呢？可想而知，這是一種非常嚴重的情況。

「隅角閉鎖性青光眼」會導致眼球嚴重脹痛。可能還會出現噁心，有時候甚至會嘔吐。頭痛往往劇痛到需要叫救護車。

在很多情況下，這些症狀被判定為屬於神經外科的範圍，患者需接受核磁共振成像掃描（MRI，又稱磁振造影）。在許多情況下，患者只有在發現大腦正常後才知道自己失明了，然後去看眼科醫生。

亂視（又稱散光）因為「角膜變形」

亂視（散光）是一種由於眼球輕微變形而導致物體看似扭曲的症狀。它不像近視或遠視那樣具有聚焦功能，而是眼睛結構問題的一種症狀，導致眼睛的「聚焦」方式出現問題。

常常聽到「我有散光」或「我近視但沒有散光」。眼球形狀完美的人極為罕見。如果仔細觀察，每個人的眼球都會有一些變形。唯一的區別在於你是否意識到「東西看起來是扭曲的」，但是事實上每個人都有亂視（散光）。

老花眼是每個人的必經之路

老花，專業術語為老花眼，是指眼睛透過水晶體和睫狀肌調節焦距的能力變差，影響了眼睛對近距離景物的聚焦能力，從而導致看不清物體。

正如「老花眼」一詞所暗示的那樣，它主要是由衰老引起的，但是有些人在30多歲時就開始喪失調節眼睛焦距的能力，也可以被稱為「老花眼」。另一方面，有些人雖然年事已高，不過並沒有喪失調節眼睛焦距的能力。

老花眼主要是由年齡增長引起的，幾乎每個人都會在某個時期罹患老花眼。然而，調節焦距能力的衰退速度並不一定與年齡成正比。請記住，這就是老花眼。

老花眼取決於原來的視力

老花眼開始時的實際感覺會發生什麼變化，取決於患者年輕時的視力。

例如，「視力正常，沒有近視或遠視的人」。

■20至30歲時，他們既能看到近處，也能看到遠處。

■40至50歲時，他們能看到遠處，但是看不到近處。

這是你第一次需要戴老花眼鏡看近處。如果沒有老花眼鏡，你就必須要用那種熟悉的姿勢看物體，即將它遠離自己的臉，你就會看到手中的東西。

其次，對於「有遠視的人」。

■ 20～30歲時開始出現遠視，能看清楚遠處但是看不清楚近處。

■ 40～50歲的人仍能看清楚遠處，但是近處的物體會顯得模糊不清。

遠視的人總是看不清楚近處的物體。當老花眼出現時，他們在看手邊的東西就必須更努力使用調整焦距的能力，因此他們比近視者更早使用老花眼鏡。

人們常說遠視的人很早就有老花眼，但這是不正確的。

老花眼的發病時間因人而異，包括生活方式，並不取決於患者是遠視、近視還是正常視力。只是在一個人們看近處比看遠處更多次數的社會裡，已經開始老花眼的遠視者比近視者更有可能「在更多情況下使用老花眼鏡」。

其次，對於「有近視的人」。

■從近視開始到20～30歲，他們能看清楚近處，但是看不清楚遠處。

■到了40～50歲，他們能看到近處，但是看不到遠處。

與正常視力或遠視的人不同，近視的人即使開始老花，也能「看近」。因為他們從小就「能看近不能看遠」，所以老花眼的症狀並不明顯。

也許這就是「近視的人不會罹患老花眼」這樣的誤會口耳相傳的原因。

那麼另一種情況，即「使用近視眼鏡（能看得更遠的眼鏡）的人」又是什麼情況呢？

■從開始近視到20～30歲，眼鏡幫助人們看近和看遠。

■40～50歲的人戴著現有的眼鏡，能看清楚遠處，但是看不清楚近處（如果摘掉眼鏡，則能看清楚近處）。

近視眼鏡是為矯正看不清楚遠處的眼睛而設計的。如果再加上老花眼，就必須摘掉眼鏡才能看清楚近處，因此閱讀眼鏡和近視眼鏡必須分開使用，或者需要雙光眼鏡。

因此，**老花眼是一種眼睛可以「看近或看遠」，但是不能「看近或看遠」的情況，這取決於年輕眼睛的狀況。**這可能有點複雜。

首先，老花眼是指眼睛失去調節焦距的能力。

其確切含義是視力範圍變窄。

例如，以前從5公尺外到30公分處都能看到的東西，現在只能從5公尺到1公尺處看到。在極端情況下，視力範圍會非常窄，以至於在不戴眼鏡的情況下只能看到盡可能靠近的物體。

「這會是老花眼的開始嗎？」如果你認為自己可能出現老花眼，首先應該做什麼

眼睛是最容易衰老的器官

眼睛是人體最早出現衰老跡象的器官。也許正因為如此，很多人不願意承認老花眼的跡象，認為自己還年輕，不應該出現老花眼。

在我服務的醫院，有不少患者對「老花眼」的診斷結果感到驚訝，並且抱怨說他們不想做任何事情，因為他們不想承認自己已經開始老花眼了。然而，我必須指出，這樣做只會適得其反。

充分利用眼睛的功能

如果不使用適合眼睛狀況的眼鏡，近視、遠視和亂視（散光）可能會加重，老花眼也是如此。眼睛「因衰老而失去調節焦距的能力」，使用與眼睛

狀況相適應的眼鏡，可以充分發揮眼睛的功能。

那麼，你應該使用什麼樣的眼鏡呢？「如果是老花眼病人，可能會想需要配戴老花眼鏡嗎？」但是**準確地說，我們建議你儘快開始配戴「雙光眼鏡」**。

之所以說「儘快」配戴更好，是因為如果在老花度數明顯加深後才突然開始配戴雙光眼鏡，你會很難適應。

老花眼鏡是一種凸透鏡，可以幫助眼睛聚焦於因老化而難以聚焦的物體。它們適用於閱讀報紙和書籍，以及處理手頭的細緻工作。

而老花眼鏡即雙光眼鏡，顧名思義，就是一個鏡片聚焦近處物體，另一個鏡片聚焦遠處物體的眼鏡。目前市場上的雙光眼鏡比以前的產品性能要好得多。

雙光眼鏡可以讓你自然地觀察近處和遠處的事物，而不必每次都更換眼鏡。如果不想讓別人知道自己有老花眼，也建議配戴雙光眼鏡，因為它們看起來與普通眼鏡沒什麼區別。

此外，你可能會想：「如果人們一直都能看得很遠，為什麼他們不需要雙光眼鏡呢？」「看遠處的人不需要配戴雙光眼鏡嗎？」遠視的人確實不需要戴眼鏡看遠處，但是如果戴眼鏡看遠處的話，他們就不需要戴上或摘下眼鏡了，這對他們來說是很方便的。

視力好並不一定代表眼睛好

眼睛的健康是自己的事

世界上很多人都陷入了一個誤區，那就是「我的眼睛健康是因為我視力好」。

實際上，視力好壞與眼睛健康關係不大。

例如，牙買加前男子短跑運動員尤塞恩・博爾特（Usain Bolt）能在9秒內跑完100公尺，但是這並不意味著他沒有任何疾病。如果你不好好照顧自己的健康，無論你的體能有多麼驚人，你都會生病。

我的「視力是1.0」，但是已經瀕臨失明！

視力也是如此。「你能看多遠是一種體能」，就像「你跑100公尺能跑多少秒」一樣。

因此，**即使一個人擁有2.0的視力，如果不注意保護眼睛，也會罹患眼疾，甚至失明。**總的來說，「視力好不等於身體好」。事實上，在很多情況下，人們的視力可以達到1.0，直到失明之前。

青光眼、糖尿病視網膜病變、視網膜色素變性和老年性黃斑部病變都會使眼睛逐漸失去健康，在此期間，視力實際上不會有太大的下降。只有到了

可怕的眼疾

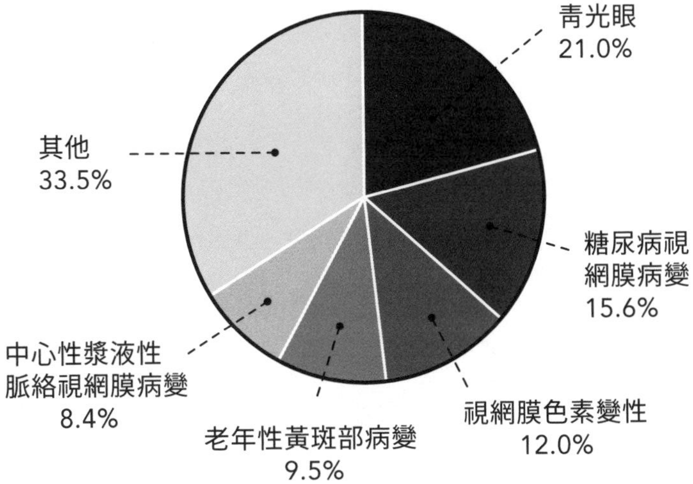

2014 年《日本眼科學會雜誌》

疾病晚期，視力才會急劇下降。

下面是我一位患者的真實例子。這個人認為自己的視力很好，因為他的視力是1.0，而且沒有做過眼底檢查。他對自己的眼睛很有信心，不想額外支付檢查費用。

有一天，患者來找我，說他的視力急劇下降。透過檢查，發現他的視力極度惡化。經我診斷，他罹患了晚期青光眼。

因此，在很多情況下，青光眼是在不知不覺中發生的，視覺敏銳度會逐漸降低到0．3、0．1、0．0不等。

雖然病人成功地避免了失明，但是他的日常生活已不再像以前那樣方便。

「視力不佳」的三大原因

「視野縮小」、「視力下降」和「智慧型手機老花眼」

如果視力測試結果顯示你的視力良好，但是你卻發現「看不清楚東西」，那麼你應該懷疑自己患有「視野縮小」、「視力下降」和「協調能力差」（即所謂的智慧型手機老花眼）。

說到視力測試，大家可能很快就會想到「蘭氏環形視力表」，先請你遮住一隻眼睛，然後回答「黑C」（蘭氏環形）的開口朝向哪一方，而「黑C」會逐漸變小的測試表。

但是視力檢查並不是眼科醫生診療室裡進行的唯一檢查。

此外，還有測量「直視時能看到多遠」的視野測試、透過反覆詳細檢查視敏度來測量「能否保持視力」的視力測試，甚至還有透過投射氣球或草地的圖片來測量「調整焦距」的能力。

通常病人在眼科醫生的診療室進行視力測試時會被問這樣一個問題：「你能看清楚圖像的中心部分嗎？」如果看得很清楚，則診斷為「視力良好」。

然而，在青光眼和視網膜色素變性等視野縮小的眼疾裡，圖像的中心清晰可見，但是其周邊卻看得模糊。

換句話說，測試者在圖像的中心看得很清楚，所以他的視力值看起來很高，例如有「1．0」，但是在現實生活中，他可能行走困難，或者需要視障人士的白色手杖。這就是視力高但是「看東西困難」的第一個原因：視野縮小。

視力取決於你的情況

此外，「視力如何」並不是固定不變的。視力測試結果為1．0時，可能在某一時刻顯示為0．8，而在另一時刻顯示為0．7，這取決於一天中的時間和使用眼睛的情況。

這被稱為「實際視力」，是指你在日常生活中的視力，而不是在視力檢查時的視力。

例如，患有乾眼症的人，或者總是看智慧型手機或電腦的人，其實際視力可能低於測試結果。

這是「實際視力不佳」的第二個原因，即視力測試結果顯示視力很高，但是卻感覺「看不清楚東西」。此外，檢查眼睛是否乾澀其實很容易，如果你不能在12．4秒內不眨眼睛，那麼你有82．5%的可能性患有乾眼症。（3）

從這些案例中可以看出，「視力好」並不等於「眼睛健康」。

此外，眼睛會不斷調整焦距：看近處物體時，眼睛會聚焦在近處物體上；看遠處物體時，眼睛會聚焦在遠處物體上。這就是「看不清楚」的第三個原因，即使你的視力檢查結果顯示視力良好，這就是所謂的「協調能力差」（即所謂的智慧型手機老花眼）。

智慧型手機被認為是造成協調能力差的一個主要原因，從「智慧型手機老花眼」一詞就足以證明。老花眼的特點是看不清楚手，但每個人程度不一，很多人都沒有意識到。這是一種造成視力模糊的眼部疾病，通常被描述為「我有點看不清楚東西」。

一些眼科醫生會提供測試來測量這種協調功能。要想方便地自行檢查，可以嘗試先看自己的手一會兒，然後迅速看向遠處一會兒，再迅速看手。

如果不能立即聚焦，協調能力可能降低了。

近視、老花眼和遠視都可以透過非常簡單的自我保健來預防！

眼睛健康能提高生活品質

目前介紹的這些眼疾都不會危及生命。但是，如何預防眼疾，或如何延緩與年齡有關的老花眼發展速度，會對你以後的生活品質產生很大的影響。

沒有人願意失去眼睛的健康，如果他們想像自己將無法看到現在眼前的景色。

本書將向你介紹一系列非常簡單又可以改善視力的方法，從如何提高大腦處理視覺資訊的能力，到如何改善你的生活方式、生活和工作環境，甚至飲食習慣。

這些方法主要以科學依據為基礎，用於治療近視和遠視。它們還可用於治療老花眼，因為老花眼被認為是一種只能放棄的「不可避免的老化現象」。

精挑細選改善視力的方法，人人都能做到，而且不花錢！

近視和遠視通常被認為是「遺傳」導致，而老花眼則被視為是「年齡」因素，**但是日常的認識和訓練卻能為你的眼睛健康帶來巨大的改變。**

本書介紹的所有方法都不需要太多的花費或工具，因為它的座右銘是「經過科學驗證，而且任何人都能輕鬆做到」。

如果需要工具，你最多只需要在一百日元的商店裡買一副新的老花眼鏡，其餘的都可以用普通的生活用品來完成。根本用不了多少時間。要保持和改善眼睛的健康，最重要的是繼續保持對眼睛有益的訓練方法和日常習慣。

STEP 2

使用你的「大腦」，你會看得更清楚

——看看就知道了！7天內改善視力的訓練

不再需要老花眼鏡！恢復視力的科學正確方法

透過眼睛傳入的圖像資訊，會在大腦中被處理為「電訊號」。

換句話說，我們不是用「眼睛」看東西，而是用「大腦」。

可以說，眼睛是外界與大腦之間的視窗。大腦的資訊處理功能決定了大腦對資訊的感知方式。

因此，無論圖像資訊的聚焦效果如何，如果大腦的處理功能不佳，就無法清晰地感知物體的圖像。

反之亦然，即使透過眼睛接收到的是失焦的圖像資訊，如果大腦的處理功能很強，它也應該能夠比圖像資訊更清晰地感知到這些資訊。

換句話說，這就好比使用照片處理APP應用程式來修正用智慧型手機拍攝的照片。該「APP應用程式」利用大腦的資訊處理功能，使「相機」（即眼睛）的模糊圖像變得更加地清晰。

在極端情況下，可以說即使你的眼睛功能受損，如果大腦的代償功能很強，也能幫助你「看見」。

現在我向大家介紹一種我通常推薦的視力恢復方法。

我希望你也能嘗試一下，因為它們已經被證明可以改善許多患者的視力。

一位試用過的患者實際上不再需要老花眼鏡了。這位患者是一位50多歲的女性，她的老花眼已經開始了。然而，她有一種強烈的感覺，她不想使用老花眼鏡，所以一開始她沒有戴老花眼鏡，而是盡力而為。

不過，這已成為她生活的障礙，例如，無法看清楚餐廳的菜單了。

就在這個時候，她看到了我的書《拯救視力×防失智的「蓋博符號」1天3分鐘14天有感腦科學認證！》，三采出版），她參考書中的方法經過實踐，能夠在自然距離內看清楚菜單，而以前她必須拉開距離才能看清楚。

她告訴我們：**「我周圍的朋友都戴著老花眼鏡，只有我不需要，我很高興，因為我感覺自己年輕了好幾歲。」**

另一位患者的視力很差，以至於她無法確定自己能否憑肉眼通過考取汽車駕照，但是她高興地發現，在視力恢復手術後，她不用戴眼鏡就能通過汽車駕照考試。有些人說，他們的健康問題獲得了改善。

我們還收到了許多其他的回饋，例如有一位小學生說：「我比以前更清楚地看到老師在黑板上寫的內容了」；還有一位老年患者說：「我開始使用老花眼鏡，但是不知不覺中就不再需要了」。

我是一名眼科醫生，每天都在練習！我覺得它很有效！

更重要的是，**我自己就是體驗過本書所述視力恢復方法所帶來好處的受益者之一**。如果你見過我，就會知道我有戴眼鏡。事實上，我的視力很差，只有0・1。

身為一名眼科醫生，我所從事的工作要求我在任何時候都能看清楚事物的細節。眼科手術是一個連0・1公釐的偏差都不允許的世界，更不用說1公釐了。在這種情況下，眼部問題實際上是眼科醫生自己最想避免的事情。

如果你的視力已經像我一樣差，我接下來要教你的方法能讓你的視力恢復到不需要眼鏡的程度嗎？那麼，是什麼獲得改善呢？

我要向你介紹的視力恢復方法會透過提高大腦處理資訊的能力來協助你能夠「看見」。使用這種方法後，我自己感覺看東西的能力提高了，使用眼

睛也變得更容易了。

得益於此，手術比以前更加順利，術後眼睛的疲勞感也減輕許多了。

透過提高大腦處理資訊的能力，你會感受到改善生活的好處，例如更容易看清楚物體，這與我的經歷如出一轍。

先了解自己的眼睛狀況
——基本視力自我檢查

本章將向你介紹如何利用大腦來改善視力，但是為了監測其效果，必須在一年當中的不同時間使用相同的方法來進行定點測試。

要做到這一點，首先要知道自己在「數據」方面處於什麼情況。

如果你只有「有點看不清楚」或「有點容易看清楚」的感覺，那麼在嘗試了各種視力恢復方法之後，你就不會知道效果如何，也不會知道哪種方法適合你。

因此，這裡先介紹幾種眼睛的自我檢查方法。

雖然最好到眼科醫生那裡進行檢查，但是自我檢查是一個省事的過程，你可以立即開始練習改善視力的方法。使用以下工具可以幫助你了解眼睛的現況。

視力分為兩種：遠視力（能看多遠）和近視力（能看多近）。近視力可被視為老花眼進展的一個指標，因為老花眼會開始降低近視力。這兩個指標都很重要。

近視自我檢查法

根據下一頁的**「C型近視力表」**，在30公分遠的地方，請在手邊的紙上寫下你的一隻眼睛一次能看到多遠。

在看不清楚的地方，你可以寫下看到的答案。在這種情況下，請不要使用老花眼鏡，要使用肉眼。

重點

現在，你能看到多遠？這就是你的近視度數。**「低於0．7」屬於警戒**

從30公分遠的地方看！C型近視力表

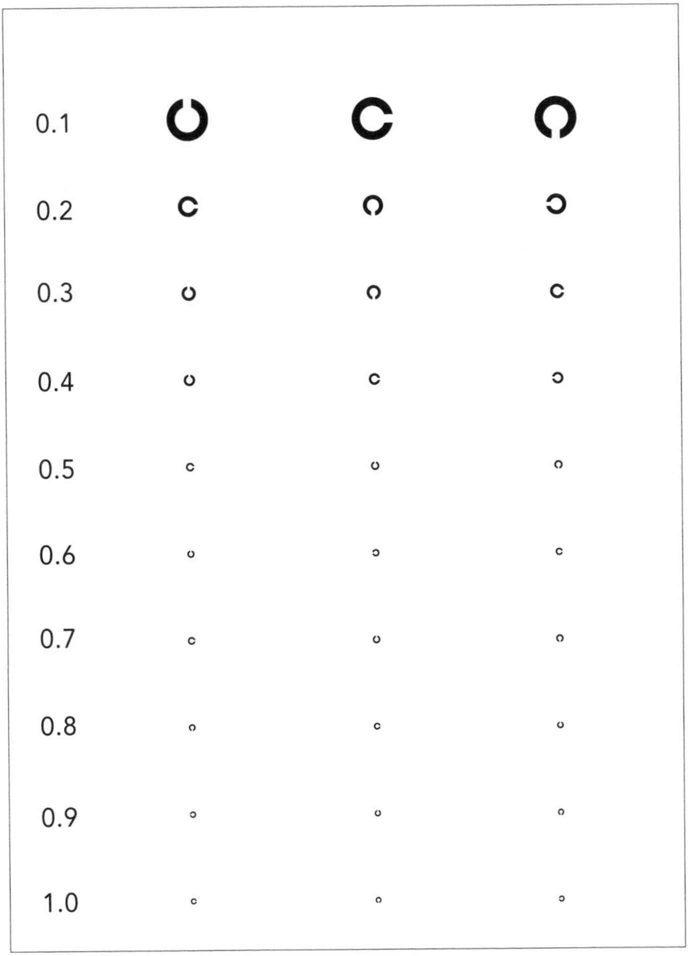

線，「低於0．4」則屬於老花眼。

遠視自我檢查法

請在距離5公尺處複製並黏貼下一頁的「C型遠視力表」，在紙上記下你能看到多遠。如果你患有近視或遠視，而且平常有配戴眼鏡或隱形眼鏡，請在配戴時進行檢查。另一方面，檢查肉眼也很重要，因此檢查時應該摘下眼鏡或隱形眼鏡。

重點

使用眼鏡或隱形眼鏡時，「1．0或以上」的讀數是正常的。如果低於這個水準，有可能是眼鏡或隱形眼鏡的度數不合適，也有可能是潛伏著某種眼疾，建議做眼科檢查。

從5公尺遠的地方看！C型遠視力表

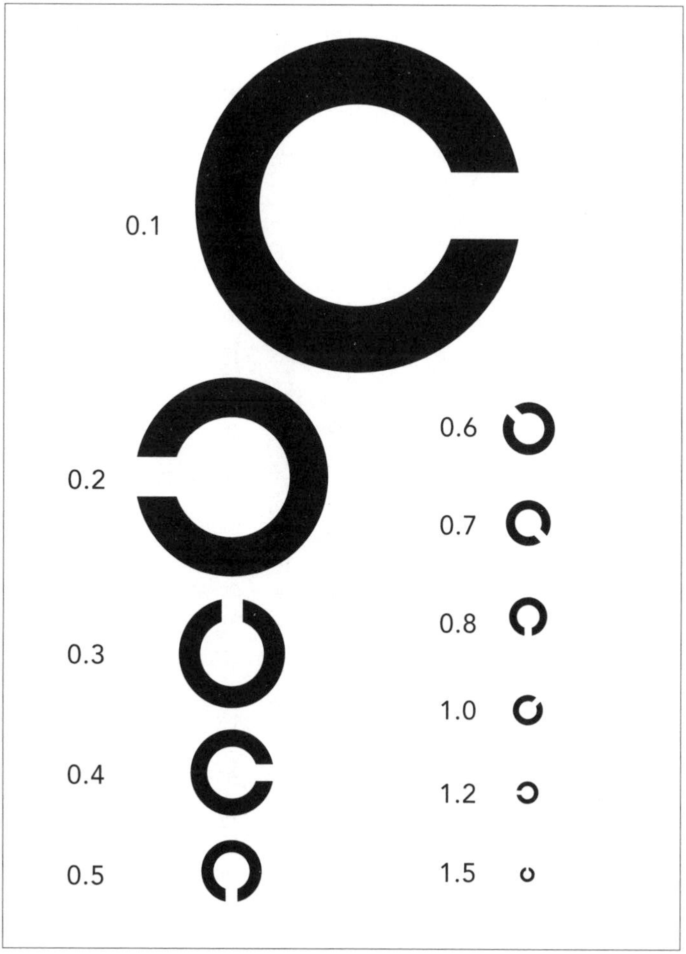

關注健康不良的徵兆！
利用「阿姆斯勒方格表」自我檢測

「阿姆斯勒方格表」是一種檢查青光眼跡象的測試，青光眼是日本第一大和世界第二大致盲原因；糖尿病視網膜病變是第二大致盲原因；視網膜色素變性是第三大致盲原因；老年性黃斑部病變是第四大致盲原因。

它與眼科檢查一樣重要，應該並行。

使用方法

請將下一頁的「阿姆斯勒方格表」放在距離眼睛30公分遠的地方，遮住一隻眼睛，注視表格中央的點。然後，再換另一隻眼睛也做同樣的動作。

阿姆斯勒方格表

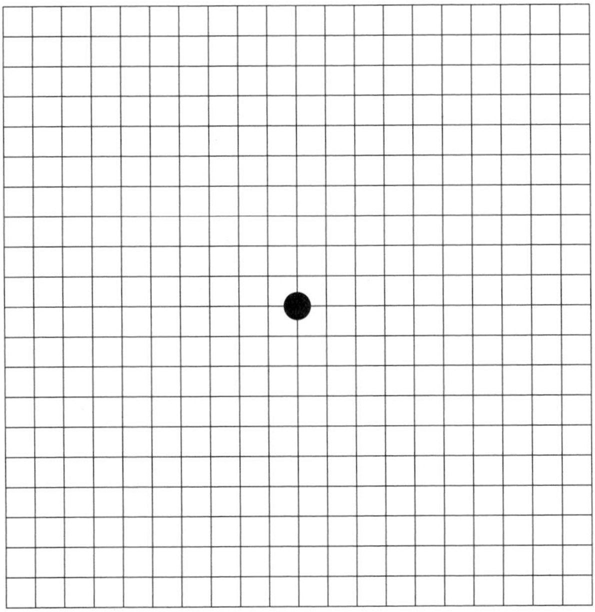

重點

如果方格的可見度沒有變化，則表示正常。

如果反覆嘗試後，中心點周圍的方格出現扭曲或線條模糊，中心點不再可見，這就顯示眼睛出了問題。

阿姆斯勒方格表只是一個簡單的測試，如果視力有任何異常，建議到眼科醫生處進行詳細的檢查。

視力不佳的圖例

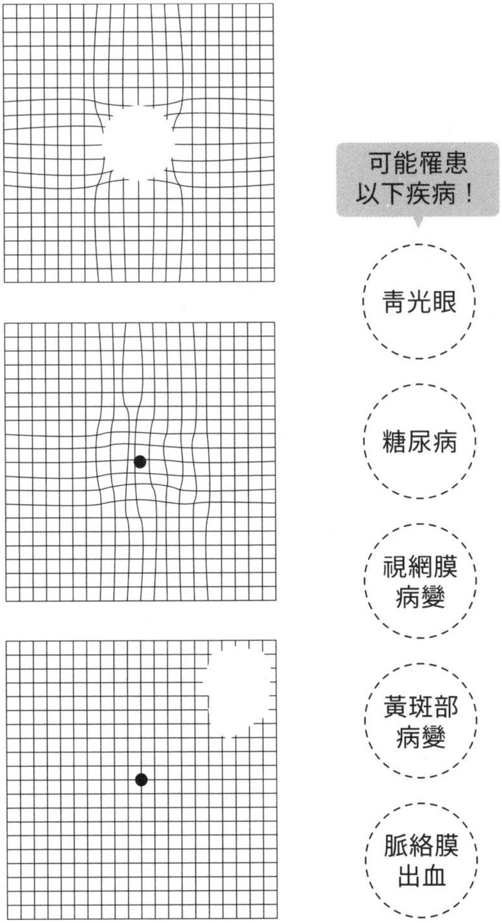
可能罹患
以下疾病！
青光眼
糖尿病
視網膜
病變
黃斑部
病變
脈絡膜
出血

顯示分辨「灰色深淺對比」的能力！請做「佩里．羅布森對比敏感度檢測」

使用方法

看對比度（灰色深淺的差異）的能力是視敏度的另一個重要指標。

對比度低時也能看到差異的狀態，被稱為「高對比敏感度」；而對比度高時才能看到差異的狀態，則被稱為「低對比敏感度」。

那麼，當對比敏感度降低時會出現什麼問題呢？

首先，當很難看出色彩的差異時，景觀就會顯得平淡無奇，因此「莫名其妙地看不清楚」的感覺就會變得更加強烈。

更令人擔憂的是，它可能會造成火災事故。「黑藍色」是一種低對比度的狀態，例如，在黑暗的廚房裡，一個人走近爐灶，卻沒有意識到爐灶已經著火，從而引燃了他或她的衣服袖子。

有資料顯示，老年人看東西所需要的對比度是年輕人的４倍。這意味著對比敏感度會隨著年齡的增長而降低。[4]）

白內障也會大大降低對比敏感度。白內障是指眼球中的水晶體變得混濁發白，使人難以察覺顏色的細微差別。然而，對比敏感度降低並不意味著視力仍然受損。

我診所的一位女患者說：「我因為看不清楚東西去看了另一位眼科醫生，他告訴我，我的視力是1．0，沒有問題。」

但在對比敏感度檢測時發現，她的對比度明顯偏低，造成她視力障礙的原因是白內障。白內障手術後，她的對比敏感度恢復正常，現在她可以像以前一樣生活了。

佩里・羅布森對比敏感度檢測

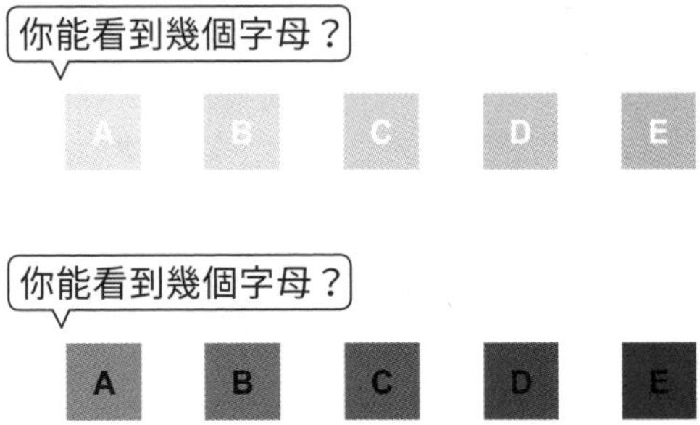

因此，對比飲感度檢測是「視覺困難」的一個非常重要的指標，它與視力無關。在40多歲時尤其要注意這一點，因為白內障的發病率在50歲以後會增加。

重點

請參閱上圖的示意圖。**如果所有灰色都能看到，那就沒有問題。**

如果只有一個沒辦法看見，則被認為介於勉強安全過關和需要注意之間；如果有更多的無法看見，則對比敏感度可能會降低。

你能看到多遠？請做「視野檢查」

①食指視野檢查法

檢查視力下降有兩種方法。

一是不使用任何工具。不時這樣做，並檢查你是否能看到「你應該能夠看到的區域」。

輕鬆檢查視野！「食指視野檢查法」

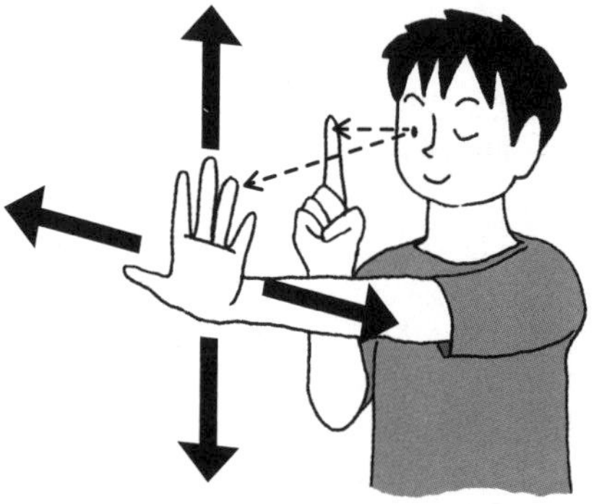

使用方法

請閉上左眼，用右眼直視前方。

將右手的一根手指放在右眼正前方，在右眼盯著這根手指的同時，輕輕地將左手向上、向下、向左、向右和向對角線移動。看看你能看到左手多遠。

請閉上右眼和睜開左眼做同樣的測試。用哪隻眼睛測試並不重要。

重點

如果你不能像往常一樣用一隻眼睛捕捉移動的手的動作，那就要小心了。

也許我看東西有點困難？如果你清楚地意識到這一點，比如說「嘿，我的右眼看不清楚了」，那麼你可能患有嚴重的腦部異常或導致視力喪失的疾病，例如視網膜剝離。

一些病人在檢查後存活了下來，因為腦梗塞在早期就被發現了。

②日曆測試法

另一種是關於日曆的測試方法。

使用方法

請面對牆上的日曆，站在從你的角度看日曆的邊緣和兩端相距不超過30度的位置。這個距離應該是日曆寬度的兩倍，也就是大約30度。

在這個姿勢下，請閉上左眼，用右眼直視前方。

繼續保持右眼不動，檢查日曆是否有任何部分出現缺失。

請閉上右眼和睜開左眼做同樣的測試。用哪隻眼睛測試並不重要。

重點

人的視野中有一些「盲點」。有盲點是很自然的事，所以「完全看不到某個區域」並不是什麼問題。**但是，如果盲點以外的區域出現缺損，你可能患有青光眼等嚴重疾病。**

為了幫助你自己區分是有盲點還是視野缺損，請從以下幾個方面檢查你

識別缺損的視野！請做「日曆測試法」

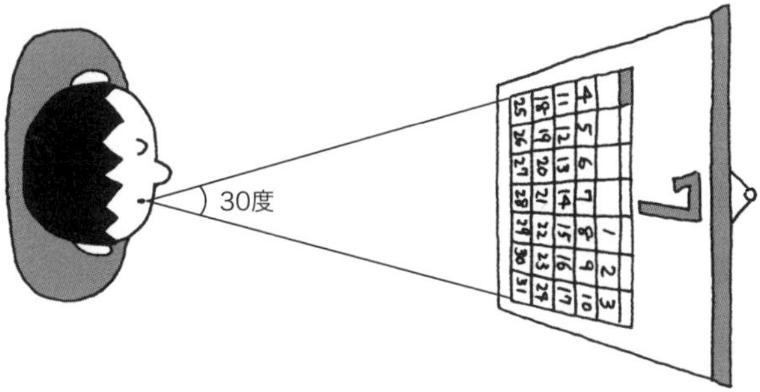

的盲點，如果你有視野缺損，並不是說你完全看不見，而是說你經常覺得很難看見，這與盲點不同。

此外，青光眼可能導致「更廣泛的視力困難」，而不是在某一點上。

使用這種基於日曆的檢查方法，即使看不到盲點，也不會真正感覺到「我看不見」。當視野缺損（例如青光眼）時，更容易感覺到「我看不見了」。

向前、後、左、右滑動可識別盲點

※如何感受盲點……如果你閉上左眼，用右眼注視上圖中的●，將書本移近或移遠，★會在某一點上消失。如果你閉上右眼，將書本移近或移遠，同時用左眼注視★，●就會在某一點消失。這樣，人的視野中就有了「看得見卻看不見的部分」。

將視力恢復最大化的祕訣

在實際嘗試下一節介紹的**大腦「修正模糊影像能力」的視力恢復方法**之前，請注意以下三點。

1 如果你想在12歲以下的孩子身上嘗試本書中的視力恢復方法，請先向眼科醫生諮詢，看看你的孩子是否患有眼疾。在某些情況下，如果你認爲孩子很早就近視了，那實際上可能是得了某一種眼疾。

2 本書中的方法是爲了希望不戴眼鏡生活的人設計的，儘管他們可以用眼鏡看東西。本書並不打算用在治療白內障或青光眼等眼疾。

3 知道如何恢復視力並不意味著你應該遠離眼科醫生。我們的重點仍然是醫療護理，而我們將要介紹的方法應被視爲醫療護理的有效輔助手段。

經過科學驗證的視力恢復訓練：「蓋博符號」

到目前為止，我們已經介紹了了解眼睛狀況的方法。接下來，我們將介紹利用大腦改善視力的方法。第一種方法是「蓋博符號視力恢復訓練法」。透過這種特殊條紋符號帶動刺激，大腦掌管視力的「視覺皮層」將被強化，

「蓋博符號」是一種神祕的條紋圖案，只要看一眼就能改善視力

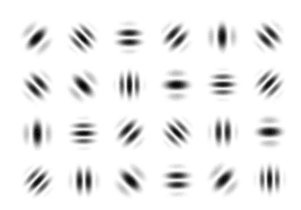

就此補強大腦修正影像的能力，已經有許多臨床資料證明了它的有效性。

舉例來說，根據數據顯示，老花眼和近視眼病人的視力提高了大約0．2。

根據我自己治療許多患者的經驗，就近視眼而言，如果近視度數小於0．1，恢復視力的效果就很有限；但是就老花眼而言，無論病情發展到什麼程度，許多人都能看到恢復視力的效果。

「蓋博符號」是由一堆線條組成，呈現四排一列、六排一行的

「蓋博斑塊」條紋格式，但是左右兩側圖形各有不同，如上圖所示。

「蓋博符號視力恢復訓練法」中使用的蓋博符號是一九七一年諾貝爾物理學獎得主蓋博・丹尼斯博士（Gábor Dénes）發明的。研究顯示，這種蓋博符號往往會作用於「視覺皮層」，它是大腦皮層中主要負責處理視覺訊息的部分。

最初，它被用於心理和其他研究目的。後來，人們認為，作用於視覺皮層也可以協助人們「看得更清楚」，並將其作為恢復視力的工具進行研究和開發。

嚴格來說，「蓋博符號視力恢復訓練法」並不能提高眼睛「聚焦和看清楚」的能力。如果你問它是否能「治療」老花眼或近視，答案是「不能」。「蓋博符號視力恢復訓練法」主要目的在協助大腦更清晰地處理圖像，方法是在不改變老花眼或近視眼功能狀態的情況下，對處理眼睛所見圖像的

蓋博符號訓練 第1級

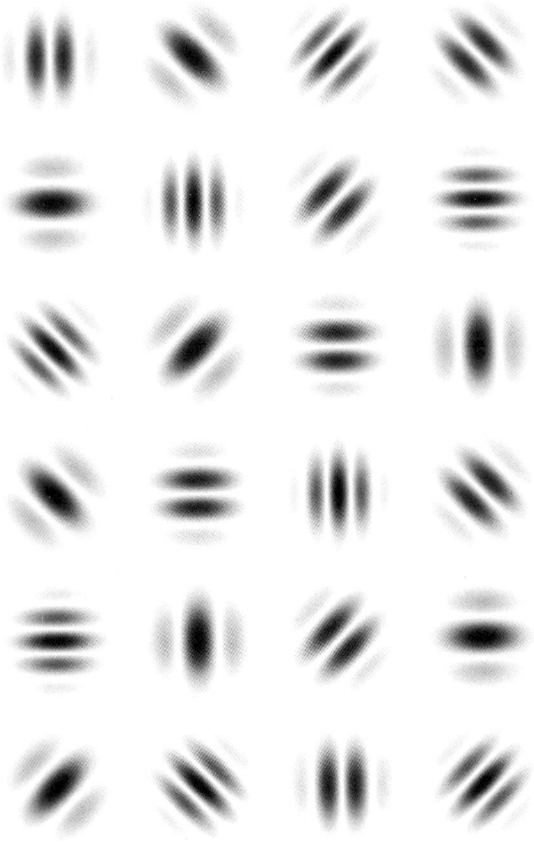

蓋博符號訓練　第2級

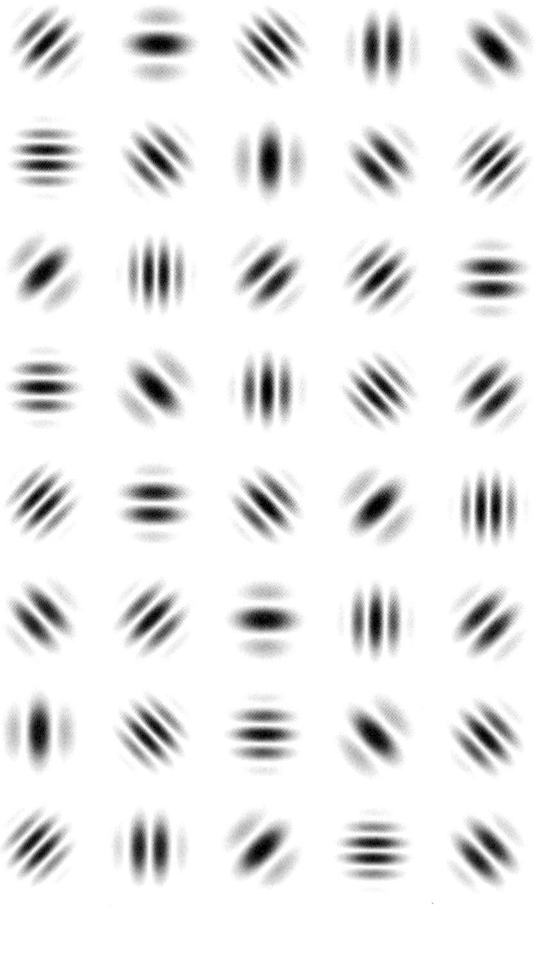

蓋博符號訓練 第3級

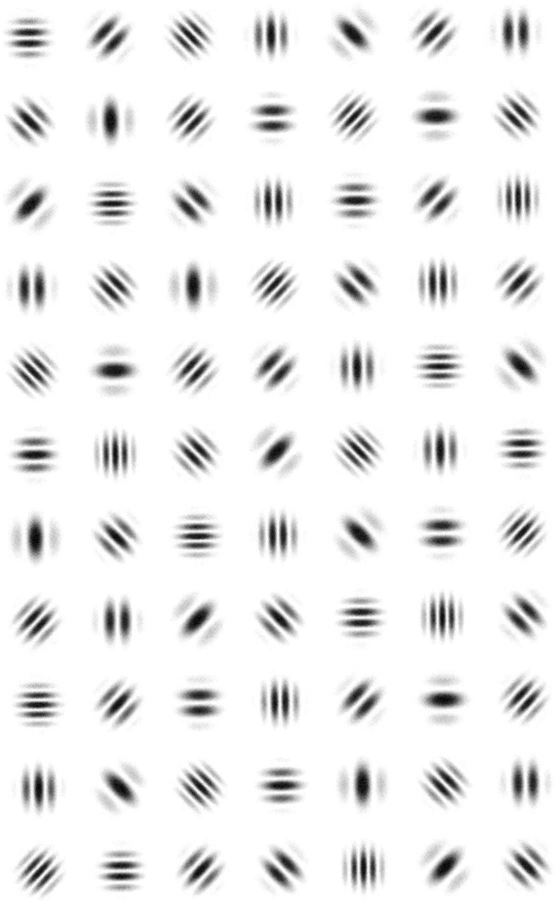

大腦進行工作。

這是一種非常簡單的方法，無需考慮困不困難，只需「觀察多個條紋（蓋博符號）並尋找相同的條紋」即可的練習。

使用方法

本書包含第１級到第３級的３個蓋博符號練習。每個練習花３分鐘，嘗試找到具有相同圖案的蓋博符號。

這裡的關鍵不在於找到相同的形狀，而在於「仔細觀察蓋博符號並嘗試找出它是什麼形狀」。如果在規定時間內找不到相同的圖形，也是完全可以接受的（解答請參閱第１８７頁至第１８９頁）。

應用篇：利用「蓋博符號」訓練增加有效視野

「蓋博符號視力恢復訓練法」對有效視野問題也很有效，例如隨著年齡的增長而出現的視野缺損或視野縮小。如果有效視野開始輕微縮小，反覆做蓋博符號訓練將逐漸擴大可清晰看到的視野範圍。所謂有效視野是指正常情況下能夠看清楚的視野範圍。

使用第85～87頁的「蓋博符號訓練圖」，如果你已經習慣了，也可以使用更詳細的圖形，例如報紙。

使用方法

第一步閉上左眼，睜開右眼。

使用蓋博符號，擴大有效視野

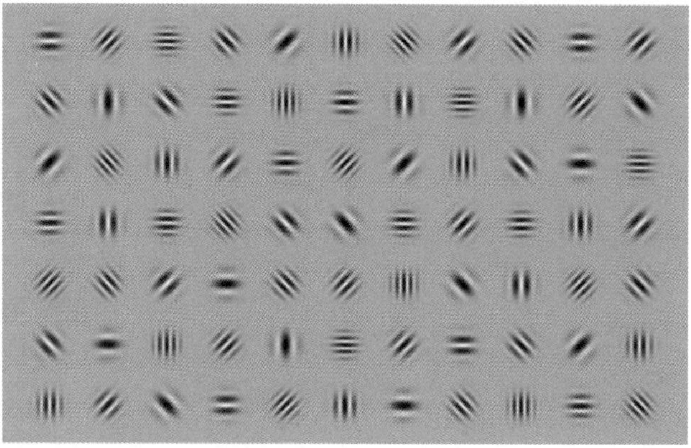

用左眼或右眼盯著上面的蓋博符號中心。從這裡開始，眼睛不要離開中心，繼續擴大視野。

請將這本書旋轉90度，使第87頁的「蓋博眼訓練圖」，頁面保持水平。

然後盯著圖面的中心看。

繼續擴大視野，眼睛不要移動，讓整張圖面都在你的視野範圍內。

如果整張圖面上的條紋看起來是一樣的，那就沒有問題，你就完成了。

如果某些區域視力缺損或模糊，請繼續下一步。

超級簡單！有效視野擴展訓練

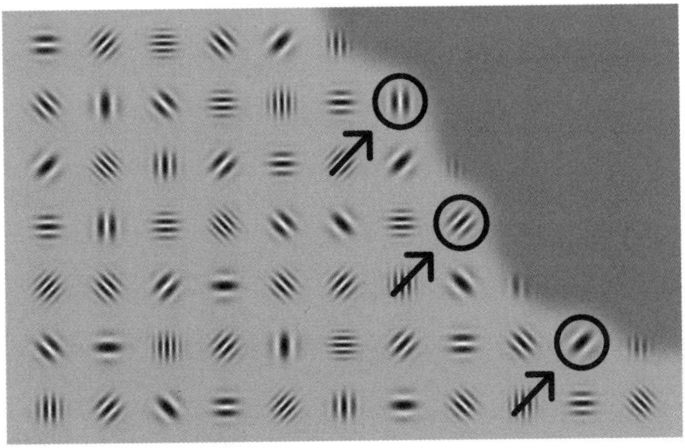

確定難以觀察區域的蓋博符號是什麼樣子。然後向清晰可見的方向稍微移動到上一個符號，檢查可見度。

接下來是第二步。在不移動圖面或眼睛的情況下，確定蓋博符號在你無法看到的地方和你能看到的地方之間的邊界周圍是什麼樣子。

如果你無法識別，請移動圖面，使蓋博符號在你能正確看到的視野內，然後檢查形狀。

在正常可見區域和不正常可見區域之間的邊界上應該還有其他幾個蓋博符號。請嘗試用同樣的方法識別它們，不要移動眼睛或圖面，如果無法正確識別，請移動圖面進行檢查。

請換左眼也做同樣的動作。就是閉上右眼，睜開左眼照做一次。

透過大腦使眼睛變好的第一步

目前我已經出版了幾本關於「蓋博符號視力恢復訓練法」的書籍，**但即使沒有蓋博符號，你也可以利用生活中的日常用品，輕鬆訓練自己達到與使用蓋博符號相同的效果。**

一千元紙鈔浮水印訓練

第一種是使用帶有「浮水印」的紙鈔。

首先，拿起一張一千元（可用新臺幣紙鈔），把它放到你的面前，看一

從左側開始，在距離眼睛30公分處閱讀「模糊字母」

い ろ は に ほ へ と ち り ぬ る を

看浮水印部分——每種面額的紙鈔都有專屬的浮水印，只要將紙鈔迎光透視，便能在正面左方的空白處找到浮水印圖樣。一千元臺幣紙鈔為「菊花」，所有鈔票的正面右下角都設有隱藏字，一千元以15度角迎光檢視時，會浮現代表面額的阿拉伯數字；且不同方向查看，會有深淺兩種變化。

使用一百元或五百元新臺幣紙鈔時也要這樣做。

收據或發票背面 閱讀訓練

請查看收據背面。

與一千元新臺幣紙鈔上的浮水印訓練一樣，請嘗試閱讀收據或發票背面的文字內容。

模糊文字　閱讀訓練

準備模糊的字母，例如鉛筆或毛筆，試著讀出所寫的內容。

如果無法準備模糊字母，請使用前一頁的「模糊日文圖」練習。

①訓練眼睛調節焦距的能力！請做「睫狀肌拉伸運動」

正如本書第0至1步驟內容所述，我們的眼睛使用一種叫做「睫狀肌」的肌肉來聚焦。看遠處的物體時，睫狀肌處於放鬆狀態；看近處的物體時，睫狀肌處於緊張狀態。

在這裡介紹第一種訓練是**「睫狀肌拉伸運動」**，**其主要目的在透過有意**

看近和看遠交替進行！請做「睫狀肌拉伸運動」

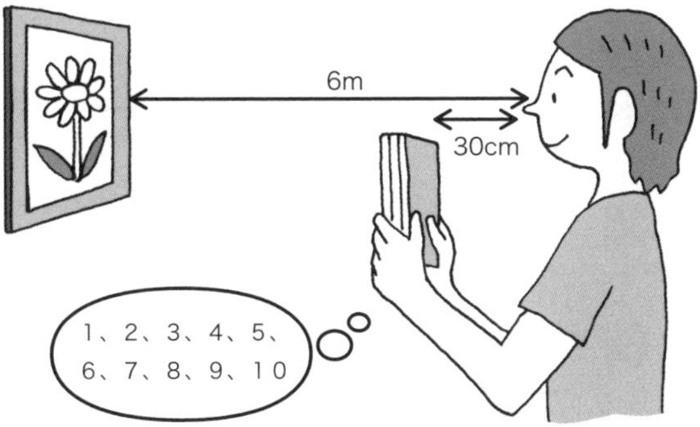

識地重複睫狀肌的拉伸和收縮動作來提高聚焦能力。它對減緩近視的發展尤其有效。

研究發現，在日常生活中注視近距離物體的人更容易罹患近視。

因為無論是習慣上還是環境上，看遠處的機會都不多，所以如果任其發展，近視度數就會加深。因此，透過訓練人們「看遠處」，可以降低近視發展的速度。

它對睫狀肌過度活躍導致「假性近視」和睫狀肌麻痺導致的「智慧型手機老花眼」特別有效。

使用方法

請在距離臉部約30公分（近距離）和至少6公尺遠（遠距離）的地方交替重複練習。

你可以觀察任何物體，但是建議從這本書開始吧。

在距離臉部30公分左右的地方看書10秒鐘，然後在至少6公尺以外的地方看10秒鐘。如果看6公尺以外的東西有困難，可以改看2公尺以外的東西。

②擴展視覺範圍！請「延伸周邊視野」

第二種訓練是是將眼睛直視前方，但是只注意周邊。這有助於擴大你的有效視野（你能識別物體的範圍），而不是你調整眼睛焦距的能力。隨著時

從1到24依序指出圖中的數字並數到24

24	2	18	12	7
20	3	15	19	10
9	17		21	4
11	22	13	6	14
8	16	1	23	5

間的推移，你會發現自己的視野範圍在不斷地擴大。

隨著年齡的增長，視野會逐漸變窄，因此這種訓練應該成為一種習慣，尤其是從中年開始。對於那些希望能夠掌握更廣闊區域（例如足球場）的人來說，這也是一個好習慣。

使用方法

請只用右眼看前一頁的圖表。

按照1到24的順序指著圖中的數字，數到24。左眼也做同樣的動作。

③保持雙眼視力平衡！請做「更多的眼部訓練」

透過「更多眼睛訓練」來平衡左右眼視力

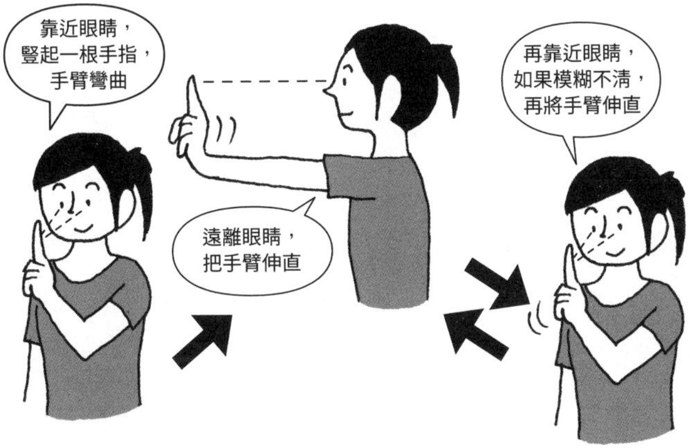
靠近眼睛，
豎起一根手指，
手臂彎曲
遠離眼睛，
把手臂伸直
再靠近眼睛，
如果模糊不清，
再將手臂伸直

人們用左右眼來觀察立體物體。因此，如果左右眼不平衡，就很難感知到距離和碰撞。此外，如果只有一隻眼睛工作，另一隻眼睛則會處於休息狀態。

事實上，左右眼的不平衡也是造成「視力下降」的一個因素。

你可能還聽說過左右眼位置偏移的斜視，不過斜視又是怎麼回事呢？斜視是指當你疲倦或眩暈時，左右眼會不自覺地發生斜視移位，不過當你有意識地去看東西時，這並不是問題。

解決這些問題的好辦法是第

三種「加強眼部訓練」。

用左眼和右眼雙眼跟隨一根手指的靠近或遠離，如此做可改善左右眼之間的平衡，並恢復最初的功能，即幾乎同等地使用左右眼來看立體物體。

使用方法

請豎起一根手指，放在左右眼的中間。

讓你的左眼和右眼緊緊地盯著手指，這時候完全伸直手臂，並將手指移開。然後將手指靠近左右眼的中心，如果看手指時會模糊不清，則再次移開，把手臂伸直。如此反覆這一系列動作10次。

放鬆睫狀肌的「雲霧法」

重新設置眼睛的對焦功能！請用「雲霧法」

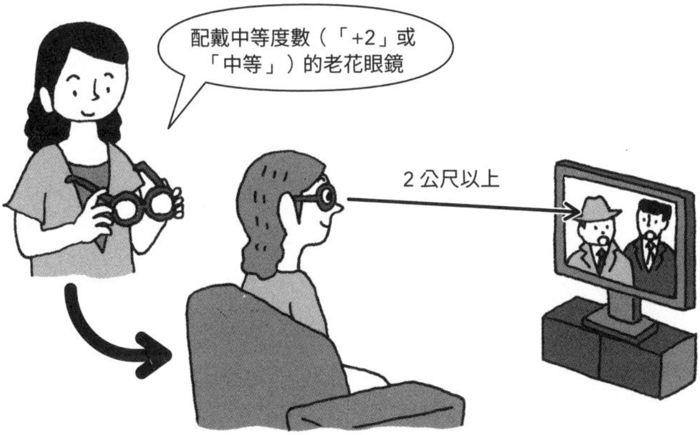

在眼科檢查中，如果睫狀肌緊張，就無法準確測量視力。**然後，為了放鬆睫狀肌並重新設置焦距調節功能，患者的眼睛會再次處於雲霧狀態。這就是所謂的「雲霧法」。**

這裡介紹的方法是對雲霧法的改良，雲霧法最初是在眼科中使用的，可以在家裡使用便宜的老花眼鏡進行操作。

當你真正這樣做時，你就知道會發生什麼。將睫狀肌放鬆，而不是努力集中注意力。

這對假性近視和智慧型手機

老花眼也非常有效。

我經常在電視和雜誌上介紹「雲霧法」，每次都有很多人說，只需練習5分鐘，他們的眼睛就會感覺更好，看東西也更容易了。這種方法的好處是效果立竿見影。

不過，視力模糊可能會讓你感到頭暈和不舒服，請不要過度操作。

使用方法

請配戴一副中等度數（「+2」或「中等」）的老花眼鏡。

通常戴眼鏡的人在普通眼鏡外面再戴上老花眼鏡。如果你戴隱形眼鏡，請在戴隱形眼鏡的同時戴上老花眼鏡。

在這種狀態下，至少要看2公尺以外的地方。

溫熱眼睛，改善「乾眼症」

我們將介紹兩種溫熱眼睛的方法，但是在此之前，有幾件事需要注意。

首先要說明的是，給眼睛溫熱並不能「改善」視力。例如，近視是由於眼球直徑變長造成的，而溫熱眼睛並不能恢復眼球的直徑。

老花眼也是由於調節焦距的睫狀肌功能減弱和像照相機鏡頭一樣的水晶體變硬造成的。畢竟，溫熱並不能讓睫狀肌恢復活力，也不能讓水晶體恢復柔軟。

溫熱眼睛的主要好處是促進血液循環，減輕或消除眼睛疲勞。因此，因過度使用眼睛而導致「假性近視」的人往往會發現，只要給眼睛溫熱，他們就能看得更清楚。雖然在結構上和功能上受到決定性干擾的眼睛永遠無法恢復正常，但是由於眼睛疲勞而導致的暫時性睫狀肌功能障礙，卻有可能透過溫熱眼睛而得到恢復。這就是為什麼有可能感覺視力有所改善的緣故。

此外，與眼睛健康的人相比，乾眼症病人的「實際視力」更容易下降。如上所述，實際視力並不是視敏度的即時測量值，而是一種連續測量值。第52頁解釋說，視敏度會隨著一天中的時間和用眼情況而波動。

你是否曾經感到視力模糊，例如，在電腦前工作一整天後感覺視力變差了？如果你有這種感覺，你可能患有視力模糊。

那麼，**為什麼乾眼症患者的實際視力往往較差呢？簡而言之，這是因為他們的淚液「品質」不好。**因此，短時間用眼就會使眼睛很快地疲勞，從而難以看清楚東西。

眼科醫生還會進行實際視力測試，測量一段時間內視力的變化，乾眼症病人只需注視測試螢幕1分鐘，視力就會從1．0下降到0．4。

乾眼症會降低實際視力

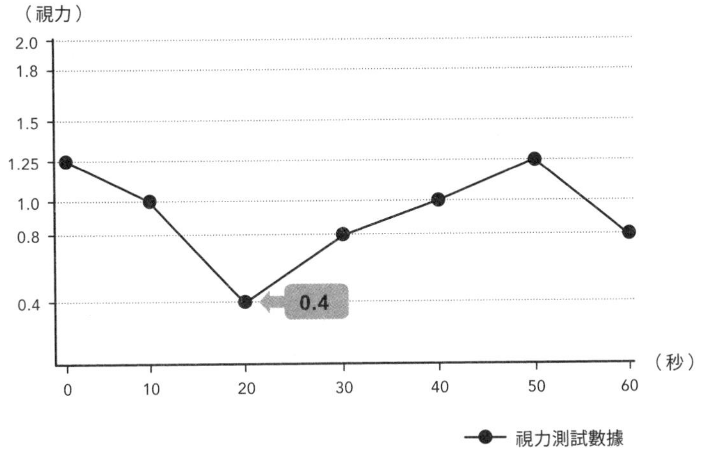

簡單說，乾眼症病人的眼睛很容易疲勞。一旦出現這種情況，光線就會散射，他們想看東西時就看不清楚。乾眼症病人的實際視力損失極有可能透過恢復眼睛疲勞而減少或消除。

事實上，嘗試過熱溫眼睛方法的人很可能會說，他們看東西更容易了。他們覺得自己看得更清楚了。

不過，如前所述，這並不是因為眼睛的結構發生了變化，也不是因為眼睛的功能得到了改善，而只是因為「眼睛疲勞導致的暫時性視力下降」獲得了恢復。

乾眼症的基本治療方法是由眼科醫生處方眼藥水，但是強烈建議養成溫熱眼睛的習慣，這是你自己也能做到的額外好處。

解決眼睛乾澀的方法決定於淚液的「質」而非「量」

對於乾眼症患者來說，加溫的好處不僅在於它能改善血液循環，減輕或消除眼睛疲勞。它還能改善眼淚本身的品質。

淚液並不只是在我們悲傷或高興時才會流出。

我們的眼睛一直被淚液所覆蓋和保護。可以說，淚液是保護眼睛的「透明皮膚」。

正常的眼睛

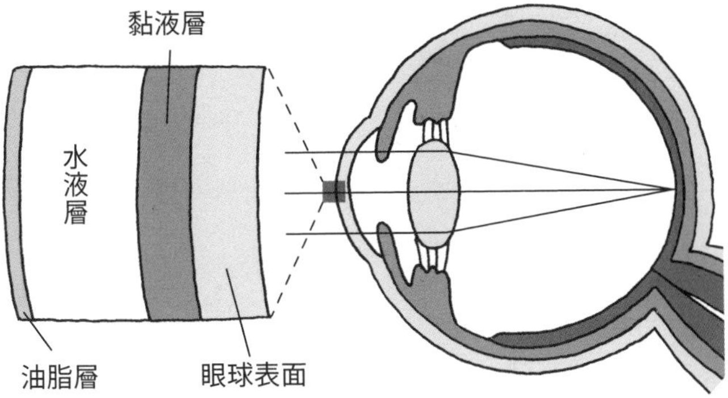

淚液由水、油脂和其他各種物質組成，但是油脂在這裡尤為重要。

油具有遇熱會融化，遇冷會凝固的特性。舉例來說，如果你想到用在烹飪的牛脂，就不難想像這一點。此外，油不容易乾，而水卻很容易乾。

淚液中的油脂是由眼瞼中數量眾多的皮脂腺分泌的，在最外層，主要功用是增加淚液膜的表面張力，延緩水液層的蒸發，潤滑眼瞼和眼球的表面。

然而，當眼睛遇冷時，分泌的油脂就會變硬並堵塞瞼板腺。當這種情況發生時，就不再有足夠的油脂供應。因此，淚液幾乎完全由水組成，眼睛很容易失去水分。

眼睛乾澀就是這樣產生的。

乾眼症通常被認為是「眼睛缺乏水分」，但是事實上，乾眼症與水分的多少無關，而是與油脂的多少——水和油的分布——有關。這一點絕不能低估。如果淚液不能很好地保護眼睛，眼球表面就會變得凹凸不平。

那麼你已經知道該怎麼做了。

前面提過，油脂遇冷會變硬，遇熱會融化。如果給眼睛溫熱，就能溶解堵塞在瞼板腺中的油脂，防止新油脂的供應受阻。這就是改善「淚液品質」的方法。

乾眼症，導致眼球表面凹凸不平

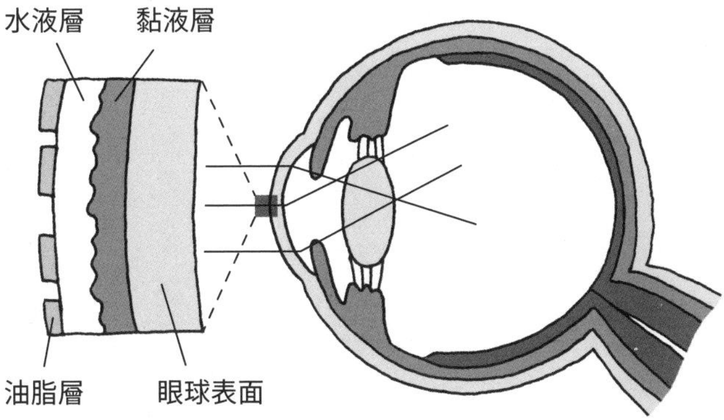

市場上有很多溫熱眼睛的產品，你也可以使用家中的物品。如果你使用市售產品，請在使用前仔細閱讀說明書和注意事項。

但是，請不要在眼睛發炎的部位加溫。當出現結膜炎、眼部過敏症狀、眼睛發紅、腫脹或發癢時，或者眼睛受到撞擊後，正確的做法是給眼睛「降溫」。

以溫熱方法「滋潤雙眼」

「熱敷眼法」是用熱毛巾蓋住眼睛。但是這種方法比下一節介紹的「掌敷眼法」（將雙手掌心搓熱，閉上眼睛後，將手掌覆蓋在上下眼眶，請注意不要壓到眼球或蓋到鼻子，然後放空大腦，將意識在身體內沉澱，保持均勻呼吸，掌心在眼睛上停留約3～5分鐘）更有效。請記住，溫熱眼睛的方法有兩種——熱敷眼法和掌敷眼法，建議根據不同場合同時使用兩種方法。

使用方法

「熱敷眼法」是將毛巾輕輕地打濕並擰乾。最好不要滴水。

將毛巾放入微波爐中加熱至約40℃（104℉），這個溫度「不會熱到無法用手握住，但是也不是溫的」——請記住，在600瓦的微波爐中加熱

成效顯著！讓眼睛如同火眼金睛

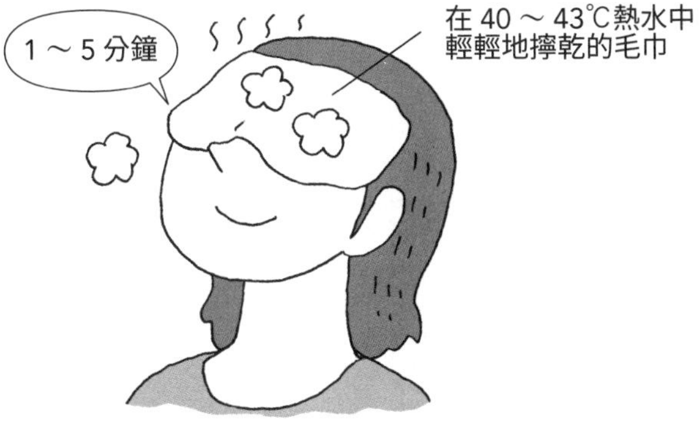
1～5分鐘
在40～43℃熱水中
輕輕地擰乾的毛巾

約40秒。準備毛巾時要小心，以免過熱燙傷手。

請把毛巾加熱到合適的溫度後，將其折疊成剛好能蓋住雙眼的大小，然後放在閉合的眼瞼上。需熱敷1∫5分鐘。

毛巾加熱後請用保鮮膜或塑膠袋包裹它，這樣可以防止溫度過低，並在一定時間內維持眼睛溫暖舒適。

如果微波爐加熱太麻煩，你可以在洗澡時一起加熱。

浴缸的水溫通常在40∫

43℃之間，因此將毛巾浸泡在浴缸中並擰乾，就能得到一條溫度適宜的熱毛巾。毛巾冷卻後，再次浸入浴缸並擰乾。

患有結膜炎、眼睛過敏、眼睛紅腫或瘙癢，或撞傷眼睛後，請勿使用「熱敷眼法」。

用手掌心「隨時隨地溫暖雙眼」

如果沒有時間做熱毛巾，例如在工作中，建議使用「掌敷眼法」。只需用雙手手掌輕輕地覆蓋眼睛，就不用擔心妝容脫落了。

只需1分鐘！「掌敷眼法」

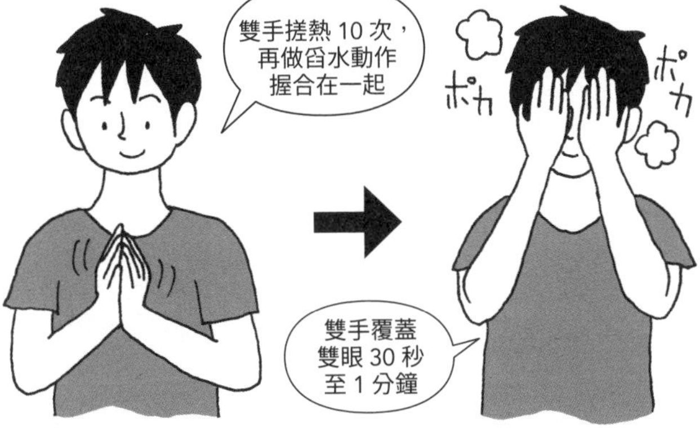
雙手搓熱 10 次，
再做舀水動作
握合在一起
ポカ
ポカ
雙手覆蓋
雙眼 30 秒
至 1 分鐘

使用方法

將兩隻手搓熱10次（在氣溫較高的季節，如春夏季，可先不搓手），然後做舀水動作將兩隻手握合在一起。

用雙手輕輕覆蓋閉合的雙眼。

覆蓋雙眼30秒至1分鐘。

當你的手掌不再感到溫暖時，即可放下。

如果剛開始搓手時過於急切，可能會變得激動，失去一半的放鬆效果。雙手請輕輕地摩擦即可。

另外，如果你想讓眼睛暖和起來，請不要用手按壓眼睛。只要在眼皮上能感覺到手掌的微溫就足夠了。

同樣地，如果你患有結膜炎、眼睛過敏、眼睛發紅、腫脹或發癢，或撞傷眼睛後，請避免使用「掌敷眼法」。

STEP 3

快速改善視力的生活習慣

——每個人都能輕鬆掌握！改善視力的運動

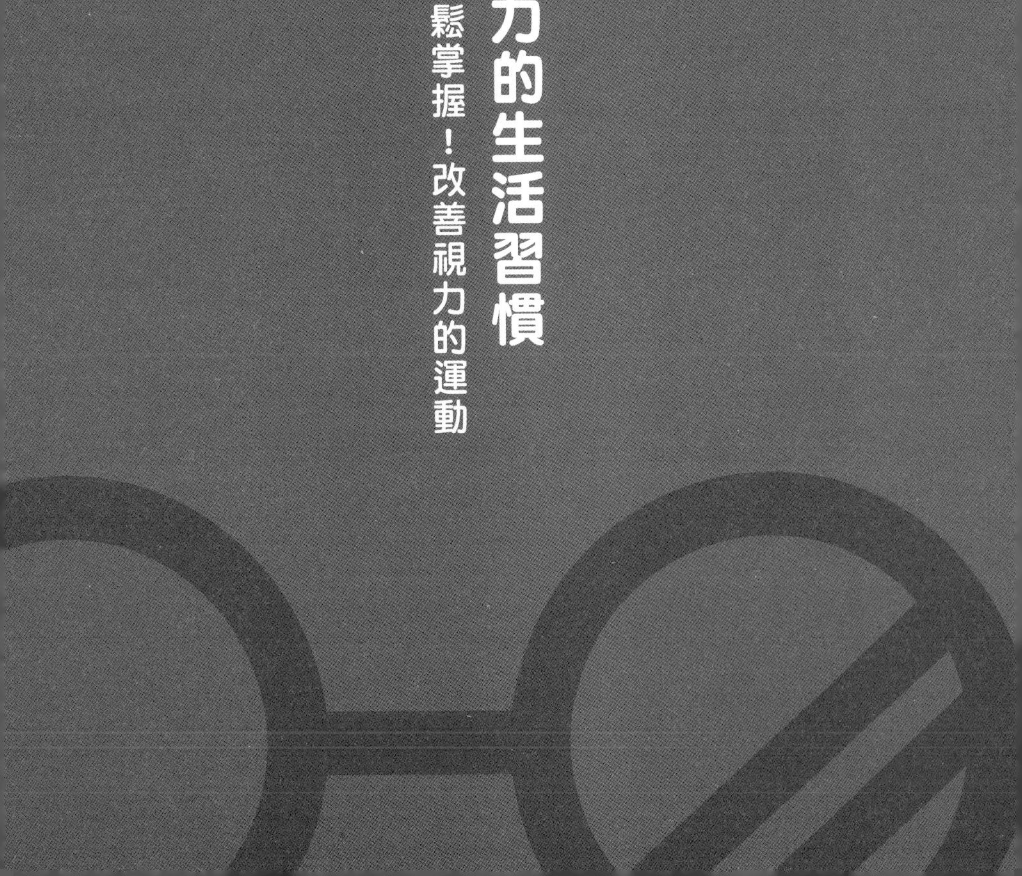

有氧運動，眼睛也有神！

有氧運動能促進全身的血液流動，改善血液中氧氣和營養物質的循環。**眼睛也有許多血管，因此能改善血液流動的有氧運動自然對眼睛有益。**

事實上，有氧運動習慣已被證實可以降低罹患眼疾的風險。

經驗法則是「每週3次，每次30分鐘的有氧運動」，但是有些人沒有運動的習慣。如果突然開始慢跑或做其他高強度的有氧運動，可能會傷害膝蓋和身體的其他部位。很多人都知道步行有益健康，但是卻很難抽出時間去執行。

因此，對於那些不知道該如何進行有氧運動的人來說，我在這裡介紹一些可以利用閒暇時間在家裡進行的輕度有氧運動。

下面介紹的有氧運動不僅對眼睛有益，而且對於那些不知道該怎麼做的人來說，這些運動也是一個指南。一旦你能夠輕而易舉地完成這些練習，就可以根據自己的情況逐漸增加時間和強度。

嚴格來說，強度是透過測量你的脈搏和其他參數來根據你的情況設定的，但是如果強度在「有點高或不太高」之間，都算恰到好處的範圍內。

促進眼睛和大腦的血液循環！請做「站姿扭轉體操」

「站姿扭轉體操」需做站立、放鬆手臂和雙手，像打鼓一樣左右扭動身體，然後雙手放下。目的是透過運動緩解壓力，放鬆上半身，改善眼睛和大腦的血液循環。

「站姿扭轉體操」可放鬆上半身

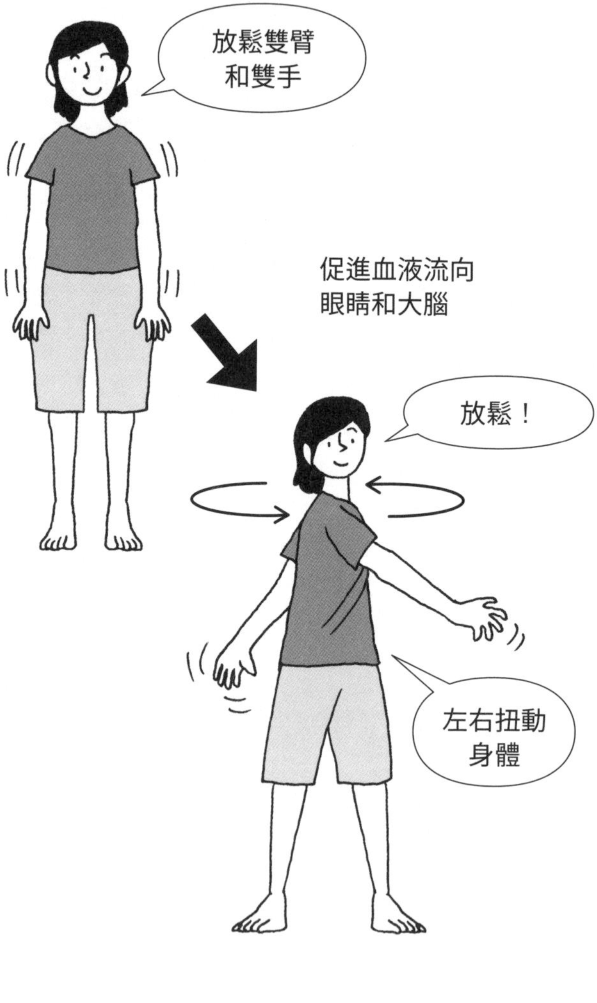

可在室內任何地方進行的「上下運動」

這項運動包括反覆上下臺階，可以在室內進行，例如利用門口的臺階。

如果這還不夠，可以嘗試上下更長的樓梯。

不習慣鍛鍊或對自己的肌力沒有信心的人，應該先從「上下運動」開始，然後再養成做這些運動的習慣。

推薦給沒有運動習慣的人！請做「上下運動」

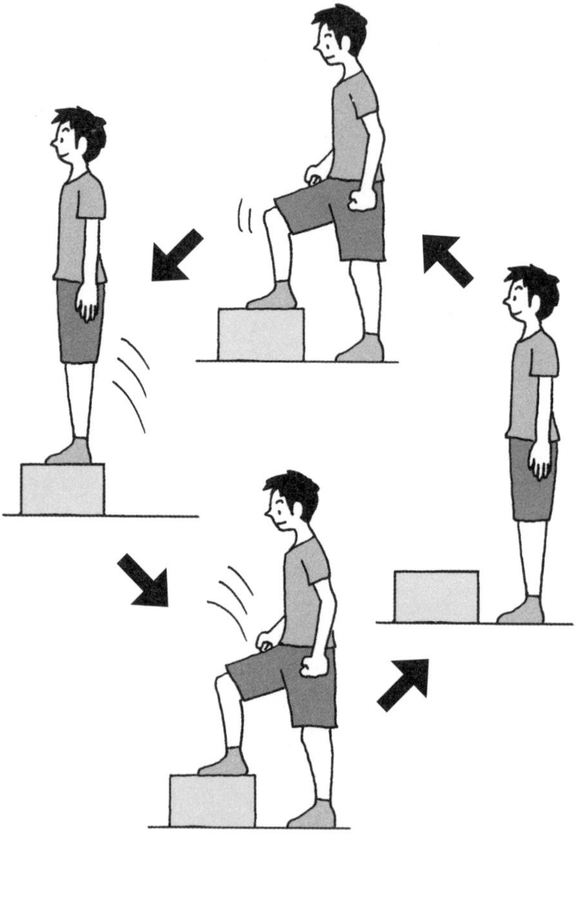

瑜伽和重量訓練都需要注意眼睛的健康！

有些運動一般被認為是「好」運動，但是需要謹慎進行，尤其是涉及到眼睛健康時。這些運動包括瑜伽和重量訓練。

瑜伽包括仰臥並抬高雙腿，使腳尖觸地，頭頂著地的姿勢、橋式姿勢和站立姿勢。**要提醒小心這些「頭部充血」的姿勢。這是因為血液湧向頭部會對眼睛造成比平時更大的壓力。**

重量訓練也是一項值得提醒小心的運動，因為舉起槓鈴時會增加對眼睛的壓力。可以放心的是，不使用器械的「重量訓練」，例如俯臥撐（主要針對胸部肌肉）、深蹲和仰臥起坐，不會有問題。

「駝背」會導致視力下降

視力差的人往往姿勢不正確。相反地，姿勢不正確的人視力也往往不好。

究竟是「先有雞還是先有蛋？」不可能把一個歸於「因」，另一個歸於「果」。比較合理的看法是，兩者都是因果關係，因此**可以透過糾正姿勢來改善視力**。特別是那些經常彎腰駝背的人，如果發現自己的臉離書本或教科書愈來愈近，一定要嘗試這樣做，以阻止近視的發展。

首先，躺著看書或看智慧型手機不是一個好習慣。因為在這種姿勢下，你的眼睛不可避免地會更靠近書本或智慧型手機。有鑑於此，不妨將以下改善姿勢的運動養成習慣。

矯正圓肩駝背，請做「肩部旋轉訓練」

良好、挺直的背部姿勢需要多種肌肉的參與。

腹部肌肉（例如腹橫肌）和背部肌肉（例如背部肌肉）都必須相當強壯。不僅要強壯，同樣重要的是，支撐身體的肌肉要柔軟而不能僵硬。

不過，要同時改善所有肌肉是很困難的，所以我們先從兩塊肌肉開始。

其中之一就是位於鎖骨下方的「**胸小肌**」。當這塊肌肉變得僵硬時，肩膀就會有向內捲的感覺。經常伏案工作的人尤其容易出現這種現象。

另一塊是「**斜方肌**」，位於上背部兩側，覆蓋肩胛骨。如果這些肌肉變得無力或僵硬，背部就無法保持直立。背部仍然呈圓形，從而導致駝背。

這種**肩部旋轉訓練透過大範圍旋轉肩部，達到同時活動和放鬆胸小肌和**

同時放鬆胸小肌和斜方肌！請做「肩部旋轉訓練」

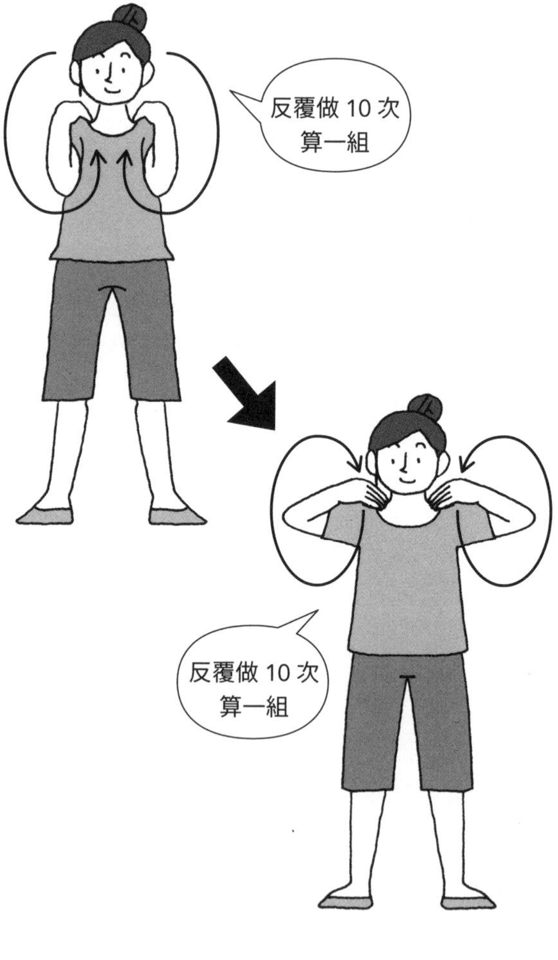

斜方肌的效果。對於因伏案工作而導致胸小肌和斜方肌變得僵硬和駝背的人來說，這種訓練尤其有效。

使用方法

練習將右手放在右肩上，左手放在左肩上，雙臂在空中以肘尖為中心旋轉一個大圈。

請先向前旋轉10次，然後向後旋轉10次，這樣算一組。每天做一組（只要不引起疼痛，你可以自行決定做幾組）。

改善上半身支撐！請做「背部肌肉訓練」

背部肌肉無力是導致駝背的一個因素，因此加強背部肌肉的訓練也能有效改善姿勢。

請做俯臥姿勢，注意不要駝背，慢慢抬起雙手和雙腿，直到不能再抬起為止。每天做一組，反覆做10次算一組。

值得注意的是，如果過於專注於舉起雙手和雙腿，下背部就會弓起，上背部肌肉的力量也會喪失。而上背部肌肉對改善姿勢非常重要，這會使下背部緊張，導致背部疼痛。

量力而為抬高雙手和雙腿，以不低於臀部為原則。

強化肌肉而不勞累！請做「背部肌肉訓練」

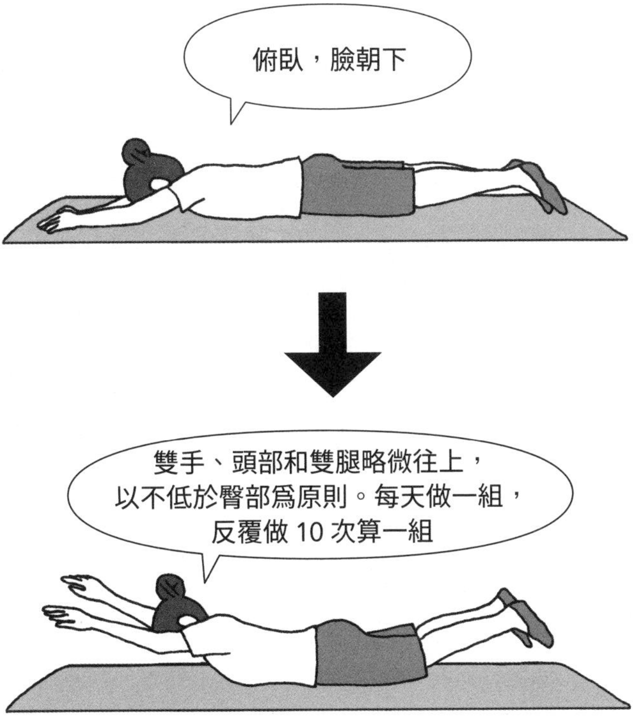

「在床上使用智慧型手機」是最糟糕的習慣

導致眼睛疲勞的最主要原因是光線，尤其是藍光。

我們很容易認為，只需要注意「藍色的光」，但是白光也含有藍光。陽光和LED也含有藍光。

光，會根據波長改變顏色。紅、橙、黃、綠、藍、靛、紫，也就是彩虹的七種顏色，屬於「可見光」，我們的眼睛可看見的光。

那麼，為什麼這些顏色中只有藍光令人感興趣呢？這是因為藍光的能量很強。**在適當的時間，適當的量是沒有問題的，但是在錯誤的時間，大量的藍光就會傷害眼睛。**

晚上看智慧型手機，尤其是在黑暗的房間裡躺在床上看它，對眼睛非常不好。

在黑暗中，眼睛的瞳孔會睜開。我們透過讓光線進入眼睛來觀察事物。

瞳孔在黑暗中睜開，是因為它試圖吸收盡可能多的光線，以便看清楚物體。

那麼，如果你受到藍光的照射，會發生什麼情況呢？

你試圖免費吸收大量光線，因此大量光線進入你的眼睛。這比你白天在強光下看智慧型手機造成的傷害更大。

因此，晚上在黑暗中看智慧型手機是一個不利於眼睛健康的習慣。

睡前受到光刺激會影響入睡，並可能導致睡眠品質下降，例如睡不安穩和夜間多次醒來。

我們之前說過，藍光是最容易導致眼睛疲勞的光線，但是這並不意味著藍光應該被妖魔化。這是因為藍光是我們生物節律的一部分：我們早上醒來，白天活動，晚上睡覺。

早晨接觸陽光，包括藍光，會釋放一種叫做「血清素」的神經傳導物質。血清素具有產生幸福感等作用，但是它還有另一個重要作用，它是晚上天黑時分泌的荷爾蒙褪黑激素的來源。

換句話說，如果早上沒有藍光，血清素就分泌不足，如果血清素分泌不足，晚上褪黑激素就分泌不足。一旦褪黑激素分泌不足，你就不容易入睡，睡眠的數量和品質也會下降。

具體來說，缺乏褪黑激素會導致睡眠障礙，例如睡眠節律紊亂、睡眠淺和夜間多次醒來。

幾萬年來，人類一直按照日出而作、日落而息的生物節律生活。

直到最近幾十年，我們才開始關注智慧型手機和電腦，它們在夜間發出閃爍的亮光，甚至發出更多的藍光。人體是一個古老的基因系統，無法應對如此巨大的變化。

黑暗對褪黑激素的分泌也至關重要。早上接觸自然藍光的陽光固然重要，但是晚上接觸人造藍光會干擾褪黑激素的分泌，導致睡眠障礙。

毋庸置疑，良好的睡眠是健康的關鍵。如果睡眠不好，眼睛疲勞就不會消失。為了你的眼睛和身體，你還是應該決定睡前不看智慧型手機。

如何在生活中保持「良好視力」？

「我來自一個世代有遠視的家族。」
「我的媽媽近視很嚴重，我也是。」
人們經常這樣說，但是遺傳本身並不能決定是否會出現眼睛問題。
如果遺傳決定一切，那就意味著近視的人的遠祖也是近視。但實際上，日本江戶和明治時期近視眼的人要比現在少得多。
那麼，比起遺傳，影響更大的可能是我們生活環境和生活方式的改變。環顧四周，我們身邊有很多東西都會給眼睛帶來壓力，我們的生活習慣也會如此。
換句話說，在可能的情況下，透過重新審視生活環境和日常習慣，可以盡可能地預防近視或延緩近視的發展。

下面介紹兩種可以每天練習的方法。

一是白天要有一定的戶外活動時間。

資料顯示，每天在戶外玩耍2～2.8小時或更長時間的兒童，近視的可能性較小。[5]

然而，對於成年人來說，花兩個小時在戶外活動是很困難的。只要不挑剔時間長短，偶爾花一點時間到戶外走走，總比什麼都不做要好得多。

在午餐時間到公園散步，甚至在一天的其他時間到辦公室或家門口散步5～10分鐘，這包括出門在附近走一走。

另一種方法是定期到更遠的地方去看看。

一項研究發現，看距離小於30公分物體和看距離大於或等於30公分物體的人，前者近視的可能性是後者的2.5倍。[6]

只看近處物體時，眼睛會繃緊睫狀肌，導致眼睛只關注近處物體。漸漸地，這就成了一種習慣，眼睛無法聚焦於遠處，這就是近視。

因此，有意識地留出時間看遠處，被認為是預防或減緩近視發展的有效方法。如果任其發展，只看近處的人，尤其是經常從事精細體力勞動或在辦公桌前工作的人，應該會養成這種習慣。

例如，當你完成工作或家務後，可以看看窗外。如果你沒有時間這樣做，只需將電腦螢幕、書本或報紙移到離臉部30公分遠的地方即可。

STEP 4

讓你一生都擁有明亮雙眼的生活方式

眼睛是最敏感的器官
——即使是最輕微的刺激也會造成傷害

內臟器官被骨骼、肌肉、脂肪和皮膚包裹著，不會受到紫外線輻射、強光或風的影響。但是眼睛基本上無時無刻不在與外界接觸，因為眼睛必須借助外界的光線才能看清楚東西。

眼睛可以透過閉合眼皮來遮蓋，但是除了眨眼或睡覺時，眼睛一直都是「裸露」的。此外，眼睛是一個透明的組織，非常脆弱。

例如，如果你睜著眼睛將電風扇的風吹到臉上，會發生什麼情況？很快地，作為眼睛保護層的淚液就會乾涸，眼睛也會受損。但是臉頰或額頭不會受到傷害。在進行冬季運動時，一定要戴上護目鏡，這是為了保護眼睛免受雪、風和雪花反射的強烈光線的傷害。

因此，**對皮膚沒有問題的刺激可能會對眼睛造成傷害。這就導致了眼部**

問題和疾病。因此，我們每天都應該關注我們的環境，管理我們的眼睛健康。

「風」和「光」會傷害眼睛

外部刺激對眼睛造成的損傷有多少是可以恢復的？

眼睛表面上的角膜上的傷口會在幾天內癒合，但是在某些情況下，疼痛會讓你徹夜難眠。如果水晶體出現問題，手術可以在一定程度上協助康復。但不幸的是，視網膜的損傷卻極難康復。

除了日常注意不要碰撞、揉搓眼睛或讓雜物進入眼睛外，還要注意風和光的刺激。

如前所述，風吹在眼球上會讓淚液瞬間乾涸。而淚液是眼睛的保護膜，所以當淚液乾涸時，眼球更容易受到傷害。

因此，如果考慮到室內環境，空調不失為一個好主意。減少空調的風量，以免灰塵和其他微粒飛入眼睛。此外，最好還能改變風的方向，並戴上眼鏡保護眼睛，以免風吹入眼內。

當光線穿過眼睛的水晶體部分，並在視網膜上聚焦時，我們也能「看見」，**持續暴露在強光下會導致水晶體渾濁，這就是導致白內障的原因。此外，強光會損傷視網膜。**

人們常說不要直視太陽。在觀測日食時，一定要配戴附有黑色薄膜的日食眼鏡。這也是因為直接暴露在太陽極強的光線下會灼傷視網膜，導致視力問題。

現在，當我說「視網膜燒傷」時，這絕不是一種比喻。

事實上，「無論我們發出多少警告，都會有一定數量的視網膜問題患者在日食後前來就診」，這是「眼科醫生的慣例」。當我們檢查他們的眼睛時，可以清楚地看到視網膜上的傷燒痕跡，就像地毯上的煙頭痕跡一樣。

即使這是一個極端的例子，我們也經常暴露在光線下。現代生活方式更是如此。

近年來，智慧型手機和電腦發出藍光的有害影響比以往都更為人所知。誠然，**最好避免過度接觸電子類裝置發出的藍光，但是最應該避免的還是紫外線輻射。**

眼睛持續暴露在強烈的紫外線輻射下會導致各種問題，例如水晶體變為渾濁白色的白內障，和所謂「翼狀出血」不正常退化的可能性。視網膜和黑眼珠也可能受損。

紫外線會導致色斑和皺紋，因此女性尤其要每天使用防曬霜。但是眼睛不能塗防曬霜。

為了保護眼睛免受紫外線的傷害，我們建議應配戴具有紫外線防護功能的眼鏡或隱形眼鏡。即使你的視力暫時沒有受損，我們也建議你配一副自己喜歡的眼鏡，在戶外活動時配戴。

如何使用智慧型手機保護視力？

智慧型手機對眼睛有害。這種印象可能已經司空見慣，但是要完全避免使用智慧型手機卻非常困難。

智慧型手機是非常有用的工具，我每天都在使用它們。如果說「不要使用智慧型手機」，卻忽略了它的所有好處，那是不合理的。問題不在於你是否使用它，而在於你如何使用它。

只要使用得當，**你就可以繼續使用智慧型手機，同時最大限度地減少對眼睛的傷害。**

在告訴你如何做到這一點之前，讓我先解釋一下智慧型手機首先損害眼睛的兩個主要原因。

一個是光。仔細想想，我們並不經常直視「發光物體」。我們通常看不到直接發光的物體。陽光和室內照明都是我們從頭頂「照射」到的，而不是我們用眼睛「看到」的。

而智慧型手機則直接看著發光螢幕。從這個意義上來說，它和電視、電腦類似，但智慧型手機離眼睛更近，看它的時間也更長。

事實上，可能有很多人雖然不需要看，卻因為無聊而無休止地在智慧型手機上瀏覽社交網站。

換句話說，智慧型手機損害眼睛並不是因為它的光線特別有害。而是因為它是近距離觀看的，而且觀看時間往往較長。

這可能有助於我們了解如何使用智慧型手機才能減少對眼睛的傷害。最重要的一點是，不要在不必要的時候多看智慧型手機。

你要堅持在不必要的時候看智慧型手機，尤其是躺在床上休息的時候。

正如我們在第１３０頁所討論的，褪黑激素是一種協助入睡的荷爾蒙，需要黑暗環境才能分泌。當智慧型手機的強光刺激進入這種環境時，褪黑激素就無法充分分泌，會讓你難以入睡。

這會導致睡眠品質下降，本應在睡眠中消除的眼睛疲勞也會延續到第二天。

如果你有躺在床上看書的習慣，最好還是閱讀紙本書。喜歡閱讀電子書的人應該使用專用電子書裝置，例如Kindle電子書閱讀器，而不是手機上的電子書APP應用程式。[7]）

有人可能會問，智慧型手機或平板電腦與專用電子書裝置有什麼區別？是的，它們看起來很相似，但是「發光方向」卻完全不同。智慧型手機和平板電腦是「朝向觀看者」發光，而專用電子書設置實際上是「朝向顯示的文本」發光。

換句話說，純電子書閱讀器可以說與紙本書類似，光線照射在書中的文字上。由於直視光線對眼睛不好，電子書閱讀器可以大大減輕眼睛的負擔。

還有一點是，看智慧型手機時，儘量讓它遠離你的眼睛。你可能無法像看電視或電腦那樣保持一段距離，但是如果你注意的話，應該可以在距離眼睛至少30公分的地方操作智慧手型手機。

防止近距離觀看的方法之一是使用螢幕較大的智慧型手機。由於螢幕小，文字顯示的字體難免也會比較小，這就很容易讓人產生近距離觀看的衝動。大螢幕則可以解決這個問題。

注意手機的亮度、觀看角度和使用時間

其他要注意的三項重點如下。

第一項是調整智慧手機螢幕的亮度。有些機型的默認亮度似乎是最大的，所以要自己重新設置。一個好的經驗法則是將其設置為中等或略低於中等的亮度。

有些機型還可以設置在夜間自動調暗螢幕或減少藍光。多做研究和實

驗，看看如何設定自己的智慧型手機，讓它更容易保護你的眼睛。

第二項是觀看智慧型手機的角度。

當你「往上看」一個物體時，你睜開的眼睛是「往下看」時的兩倍。簡單地說，往上看使眼睛變得比往下看乾澀兩倍。（8）

你可能認為自己永遠不會用眼睛往上看智慧手機。實際上，當你「躺著」看智慧型手機時，這種情況更有可能發生。

如前所述，你應該避免在睡前看智慧型手機，但是在白天，你可能會有想休息一下、玩玩智慧型手機的時候。在這種情況下，請注意不要抬頭。

第三項是連續觀看智慧型手機的時間應該「不超過60分鐘」。

當你瀏覽網際網路或社交網站時，是否曾經忘記過時間？如今，許多人還透過Netflix、Amazon Prime和其他在智慧型手機上欣賞電影和電視劇。

60分鐘看似很長，但是如果你沒有意識到，你可以欣賞一系列電影，時間之長令人吃驚。如果是劇情片，兩三個小時是常有的事。

因此，如果你不想分兩次看完一部電影，大約在60分鐘後，至少有一次把視線從智慧型手機上移開，眺望遠方。連續使用智慧型手機超過60分鐘是可以接受的，不過要避免「看」手機超過60分鐘。

上述針對智慧型手機的預防措施當然也適用於平板電腦和電腦。對於這些電子裝置，也要儘量減少「直視發光物體」時對眼睛造成的傷害，將它們與眼睛保持至少60公分的距離，並將光線強度調整到中等或更低。

在家工作時要進行正確的自我保健

你知道日本厚生勞動省指定了在家或其他地方，進行遠端辦公的工作環境嗎？

厚生勞動省以保障人民健康與經濟發展為目標，整體推動社會福利、社會保障、公共衛生，工作環境和人才培育之準備等事項。

即使日本人不了解他們政府已經發布了這樣的規定，他們也可以透過以下方式為遠端工作環境做好準備。有些物品的設計可以減輕眼睛疲勞。讀者不妨參考看看。

- 桌面照度至少超過300勒克斯
- 不直接暴露在氣流中
- 室溫宜保持17～28℃
- 溼度宜保持40～70％
- 螢幕照度不超過500勒克斯
- 鍵盤和螢幕顯示器分開
- 桌椅應可調節高度
- 確保陽光不會照射到螢幕顯示器

這些是在家裡健康工作的最低環境要求。但是具備這些環境條件，並不意味著你可以過度勞累。

遠端工作通常很難界定「工作時間」，但是請注意不要混淆工作時間和非工作時間。

有些人可能會發現，即使是最低的環境要求也很難達到。

事實上，很少有公司會因為你轉為遠端工作而為你提供台式電腦、辦公桌椅。即使有，充其量也只是一台筆記型電腦罷了。

如果沒有一張可以調節到適當高度的辦公桌或椅子，他們就會攤開筆記型電腦，在客廳等從未工作過的環境中工作。僅憑這一點，就不可能實現前面提到的厚生勞動省的規定。

但是，如果我們不注意，我們的工作環境就會對我們的眼睛造成愈來愈大的壓力。此外，在如今這個不能像以前那樣輕易外出的時代，即使不在工作，在家裡看電腦和其他設備的時間也會逐漸增多。

儘管可能存在成本問題，但還是要盡可能營造一個賞心悅目的環境。在此將日本厚生勞動省對遠端工作環境的規範整理出五項要點。

第一項是調整椅子和桌子的高度。[9]

椅子和辦公桌的高度不平衡會導致姿勢不良。換句話說，身體與螢幕顯示器的角度變得不佳，給身體造成壓力。這會導致被迫使用眼睛。

例如，如果椅子太高，使用者就會處於從上往下看螢幕的位置。這會增加螢幕與臉部之間的距離，給眼睛造成過大的負擔。

相反地，如果椅子太低，你就會從下往上看螢幕，這會導致眼睛乾澀。

要達到適當的平衡，一個好的經驗法則是將桌子的高度調整為椅子的高度加上座椅高度的三分之一（約為4～6公分）。這是一個很好的參考值，可以找到讓身體和眼睛都感到舒適的最佳平衡點。

如何在舒適的辦公桌上工作的小竅門

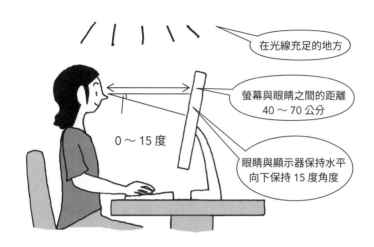

第二項，如上圖所示，是調整螢幕顯示器的位置和視線水平，使螢幕顯示器的上邊緣與視線水平線持平至低於視線水平線15度。這與第一項解釋的桌椅平衡概念相同。

透過這種方式調整螢幕顯示器和眼睛的位置，當你從上方注視螢幕顯示器時，可以防止臉部離螢幕太近；反之，它可以避免從下方仰視螢幕的姿勢，這可能會導致眼睛乾澀。

第三項是每隔60分鐘，停止工作，讓眼睛休息一下。

在遠端工作時，很多人總是在一個人的環境中工作。這樣做的好處是，你可以沉浸在自己的工作中，而不會被外界打擾；但缺點是，你可能會過於沉浸其中，很容易錯過停止工作的恰當時機。

特別專注和認真的人經常會陷入這種遠端工作陷阱，雖然勤勉工作是好事。但是需要強迫自己有意識地停止工作，讓眼睛有時間休息一下，例如眺望遠方、用毛巾熱敷雙眼或用手掌心溫暖雙眼。

第四項是桌面照度應調整到至少300勒克斯（lux）。

到目前為止，我們已經談到要避免「光線太強」，但是在白天的工作環境也不宜「光線太暗」。

的確，強光直射眼睛會對眼睛造成負擔。但是，透過周圍物體的反射間接進入眼睛的光線，應該有一定的亮度。

眼睛主要有兩種細胞：「視桿細胞」和「視錐細胞」。

視桿細胞對光敏感，幾乎主要全部用於夜視力，並作為外圍視力的支持。但是，它們只能模糊地感知物體的圖像，看清楚物體細節或分辨顏色的能力不強。想一想在黑暗中行走就能明白這一點。

而視錐細胞，在強光下顯示其優勢。這意味著，**如果沒有一定程度的環境光，它就無法充分發揮作用，我們也就無法看到物體的細節或分辨顏色。**

最後，**第五項是溼度應調整到40～70%**。

在使用電腦或從事其他工作時，眨眼睛次數自然會減少。如果此時環境溼度較低，眼睛的水分就會迅速流失。在眼睛過度疲勞、眨眼睛次數減少的工作環境中，一定要注意溼度，防止眼睛乾澀。

春夏秋冬，不同季節的用眼風險各不相同

眼睛是一個對環境變化比一般人想像的更為敏感的器官。

季節變化是眼睛面臨的另一個重大環境變化。下面總結了每個季節應注意的事項，以保持和改善眼睛的健康。

春季

春季要注意的一件事就是花粉症。

打噴嚏、流鼻涕、眼睛癢和眼屎是典型的花粉症症狀，**但是與鼻部症狀相比，眼部症狀往往被忽視**。許多人往往因為鼻部症狀而急於去耳鼻喉科就診。

然而，雖然醫學專業分為耳鼻喉科和眼科，但是眼睛和鼻子其實是相通

的。鼻子舒服了，眼睛也就舒暢了，而反之亦然。**如果同時也去看眼科醫生，而不是只看耳鼻喉科醫生，就能全面減輕花粉熱症狀。**

對於有孩子的人來說，春季也是需要注意學校體檢的季節。每次體檢都包括視力測試。測試結果分為A、B、C和D4級。

A級表示視力達到1・0或更高。毫無疑問，這意味著眼睛沒有任何問題。B級為0・7～0・9，C級為0・3～0・6，D級為0・2或更低。你認為還要進一步追蹤檢查應該從哪裡開始？你可能認為是C級或D級，但實際上是B級。

對於B級，人們很容易認為沒有問題，因為它幾乎是1・0。然而，視力是「一旦戴上眼鏡也看不清楚1・0以上的東西就意味著有問題」。即使是B級也可能是某種疾病的徵兆。

例如，兒童的一種眼疾叫做弱視。這顯示他們的視力發育不正常。如果及早治療，很有可能將其視力延長到1．0，倘若等他們的成長高峰期過後就無法治療了。

即使是「B」級，也需要眼科醫生進行詳細檢查。所有家有幼兒的父母都應牢記這一點。

此外，春季是新生入學的季節，許多人開始使用隱形眼鏡，以迎接新學期的開始。

在選擇隱形眼鏡時，應考慮三個因素：含水量、透氧率和材質。

在同樣材質的前提下，含水量愈高，透氣性能愈好，鏡片也愈柔軟，戴著就會感到舒適，但並不意味著含水量愈高愈好。含水量高於50％會導致鏡片易破損和變形。

含水量較低的隱形眼鏡可以在眼睛中保留更多的水分。

隱形眼鏡是氧氣傳達角膜的一道屏障，透氧率就是衡量這道屏障的指標，數值愈大意味著愈透氧。眼睛也從外界吸收氧氣，透氧率低的隱形眼鏡會導致眼睛「缺氧」。

最後，要推薦一種具有高透氧特性的材質。

隱形眼鏡應採用「透氧性高的矽水膠材質」，它的低含水量特性，可以減輕鏡片脫水後吸收眼睛表面淚液現象，讓眼睛比較不容易感覺乾澀。

夏季

夏季的紫外線比較強，對眼睛來說是一個嚴酷考驗的季節。

就像皮膚會被曬傷一樣，眼睛也會受到過多紫外線的照射，從而出現類似曬傷的症狀。例如，如果你整天在沙灘上或其他陽光強烈的地方玩耍，你的眼睛可能會變得痠痛和充血。這就是紫外線輻射對眼睛造成傷害的典型例子。

尤其是近年來，陽光的強度非常大，因此，如果可能的話，每個人最好都戴上太陽眼鏡，或者至少戴上防紫外線眼鏡。

太陽眼鏡鏡片有不同的色系，例如漆黑色、褐色或灰色，但是**紫外線防**

護率並不隨鏡片顏色的變化而不同。這是因為紫外線不是可見光（眼睛可見的光線）。

有的太陽眼鏡一片漆黑，但是其紫外線防護能力低；有的顏色較淺，但是其紫外線防護能力強。

在這裡，你要看的不是太陽眼鏡的鏡片顏色，而是其紫外線防護的能力。太陽眼鏡通常會清楚地標明紫外線防護率，請根據這個數值而不是顏色進行選擇。

如果你長時間在戶外活動而沒有配戴太陽眼鏡，並且出現眼睛刺痛等症狀，請立即給眼睛降溫並滴眼藥水。這是紫外線輻射導致眼睛發炎的訊號，此刻不宜給眼睛加溫。

秋季

人們常說秋季是「食慾之秋」、「運動之秋」、「閱讀之秋」，但是在眼睛健康方面，我們更應該關注「閱讀之秋」。**無論是閱讀紙本書還是電子書，長時間閱讀都會耗損眼睛。**

正如我在前面提醒大家，每隔60分鐘就應該讓眼睛休息一下。

無論你在多遠的前方，都要把目光從書本上移開或向遠處眺望一下。或者，做一做溫熱毛巾熱敷雙眼或用手掌心搓熱溫暖雙眼。用這兩種方法讓眼睛休息一下，然後再把目光移回到書本上。

冬季

就空氣品質而言，冬季是一年中最乾燥的季節，加上陽光強烈的夏季，對眼睛來說是兩個嚴酷考驗的季節。

而冬季的空氣本來就乾燥，加上空調，會使空氣更加乾燥。

空調、電腦（含智慧型手機）和隱形眼鏡是加速眼睛乾澀的三大主要因素，其中空調是導致眼睛乾澀的最常見原因。

因此，在空氣更加乾燥、必須開空調的冬季，尤其要注意眼睛乾澀。

油加熱器、配管加熱器、熱地毯和加熱地板都不會使空氣變得非常乾燥。油加熱器不會使空氣變乾，反而會使空氣變得足夠潮溼，導致窗戶上出現冷凝水，因為油燃燒時會產生水分。

畢竟，空調才是最需要關注的。

當然，要避免使用空調是很困難的，但是可以採取一些預防措施。

在開啟空調時，應採取預防乾燥的措施，例如開加溼器或在地板上放一盆熱水。冬季預防乾燥的措施包括影響美容的皮膚乾燥和容易感冒的喉嚨乾燥，以及預防眼睛乾澀。

STEP 5

如何飲食改善視力

吃各種抗氧化食物是保持視力的關鍵

我們的身體是由我們所吃的食物組成的。

如果你堅持健康飲食，你的身體也會更加健康。你可能會認為重新審視自己的飲食習慣是一種減重或降低糖尿病、高血壓的方法。但當然，眼睛的健康在很大程度上也取決於你的飲食習慣。

那麼，什麼樣的飲食能讓眼睛健康呢？

首先可以說的是**攝入「抗氧化營養素」，也就是多吃蔬菜。**蔬菜中含有豐富的抗氧化營養素，它們也有助於眼睛的健康。

抗氧化作用是減少細胞氧化。我們吸入空氣，從體內提取氧氣並將其擴散到全身。氧氣是細胞產生能量所必需的，但是部分氧氣會轉化成一種叫做「活性氧物質」。

活性氧物質在人體維持生命的功能中發揮著重要的作用，例如在細胞訊息傳遞、維持免疫力和調節新陳代謝。但是問題是，過量產生的活性氧物質會損傷細胞，這就是俗稱的「生鏽」。事實上，衰老也是活性氧物質造成的。

由於活性氧物質的這些缺點，人體原本就具有適當清除它的功能。

然而，人們認為，生活在各種壓力環境中的現代人，體內產生的活性氧物質之多，超出了身體的處理能力。這是因為外部壓力是導致產生大量活性氧物質的因素之一。

現代人已經無法僅靠身體的自然機能來處理活性氧物質。唯一的出路就是從外界找來「幫手」。**含有大量天然抗氧化物質的蔬菜就是一個令人放心的幫手。**

活性氧物質的危害在於破壞細胞，自然也會影響眼睛。人們常說現代人缺乏蔬菜，因此無論你如何努力「吃蔬菜」，蔬菜永遠不嫌多。

那些期待「只要吃了這個，眼睛就會好起來」之類故事的人，可能會有點失望了，心想：「什麼，有這麼明顯嗎？」

然而，「只要吃這個就會健康」的說法並不存在，這不僅是就眼睛健康而言。飲食中最重要的是營養均衡，如果你一直只吃一種食物，營養不均衡，總有一天你的健康一定會受到影響。

請注意營養均衡。每天有意識地攝入經常缺乏的蔬菜。這些顯而易見的事情也是維護眼睛健康最重要的事情。

獲取優質的油脂——DHA和EPA

DHA（Docosahexaenoic Acid，二十二碳六烯酸）和EPA（Eicosapentaenoic acid，二十碳五烯酸）是具有抗氧化特性的Omega-3脂肪酸（Omega-3 fatty acids，又稱n-3脂肪酸），在藻類和青背魚中，都富含

Omega-3。

人們常說，「吃魚有益健康」，保持眼睛健康也是如此。

這不僅是因為含有Omega-3脂肪酸的緣故。事實上，Omega-3脂肪酸能改善瞼板腺（又稱麥氏腺）分泌油脂的品質，對乾眼症特別有效。

人體還需要另一種必需脂肪酸，即是Omega-6（ω-6）脂肪酸（又稱 n-6脂肪酸）。

主要抗氧化物質清單

DHA（二十二碳六烯酸） EPA（二十碳五烯酸）	花青素
例如沙丁魚、鯖魚、竹筴魚等。	例如 葡萄、茄子、紫蘇等。

β-胡蘿蔔素	異黃酮
例如 胡蘿蔔、菠菜、辣椒等。	例如大豆等。

Omega-3 脂肪酸可以抑制發炎，而過量的 Omega-6 脂肪酸卻導致發炎，兩者具有相反的作用。

這兩種都是必需的脂肪酸，但是如今 Omega-6 脂肪酸「過量」被認為是一個問題。這是因為沙拉油和其他用在烹飪的食用油含有大量 Omega-6 脂肪酸的關係。

此外，所謂的垃圾食物，例如速食食物和零食，含有大量對身體有害的「反式脂肪酸」（又稱為反式脂肪）。

淚液的成分中有一定比例是油，因此日常食用油的品質直接影響淚液的品質。所有希望眼睛健康的人，包括乾眼症病人和眼睛容易疲勞的人，都應該多吃魚。

菠菜能補充「葉黃素」，保護眼睛免受光線傷害

葉黃素是一種深黃色的營養物質，具有很強的抗氧化性。

前文，提到了蔬菜和其他食物中的各種抗氧化物質。那麼，我為什麼要在這裡單獨提到葉黃素呢？因為大量研究顯示，葉黃素對眼睛特別有益。

葉黃素是人體內含量最豐富的營養素之一，尤其是與眼球後部的「黃斑部」和水晶體息息相關。缺乏葉黃素會增加罹患「老年性黃斑部變性」和白內障的風險。

黃斑部主要保護眼睛免受光線傷害，因為葉黃素能吸收從外界進入的光線。

因此，葉黃素也被稱為「天然太陽眼鏡」。正是因為有了葉黃素，我們才能在陽光下活躍而不失明。

但是，40歲以後，葉黃素會逐漸減少，黃斑部的功能也會退化。特別是

在40歲以後，積極服用葉黃素有助於維持黃斑部的功能，減少對眼睛的傷害。它還可以幫助減少白內障和老花眼等其他眼部老化疾病。

事實上，AREDS（美國國家眼科研究所贊助的臨床實驗）研究了含有葉黃素的多種營養補充劑對眼疾的療效，發現它能降低老年性黃斑部變性和其他眼部損傷的發病率。

我還參與了一家大學醫院的葉黃素研究。

在白內障手術後的一段時間內，眼睛會受到一定程度的損傷。這項研究的重點是看葉黃素是否能減少這種情況。[10]

因此，我們進行了一項臨床實驗，將接受白內障手術的患者分為兩組，一組服用葉黃素，另一組服用安慰劑，從手術前一個月到手術後6個月，共服用7個月。

受試患者和我本人作為實驗者，都不知道哪一組服用了葉黃素。

結果如何呢？手術6個月後，我們檢查了患者的眼睛，發現一組病人的黃斑部明顯比另一組好。

你可能已經猜到了，服用葉黃素患者的黃斑部狀況更好。

在做這個實驗之前，我不得不承認，我對葉黃素的效果有點懷疑。然而，當我打開蓋子時，我記得我非常驚訝地看到了明顯的效果。

菊科萬壽菊屬富含葉黃素。中國自古以來就重視萬壽菊，將其作為治療眼睛的中草藥，並有飲用煮沸的萬壽菊花茶的習俗。

除了萬壽菊之外，其他富含葉黃素的食物還有「深綠色蔬菜」，例如菠菜、苦瓜和羽衣甘藍，這也許令人吃驚。據推測，葉黃素的深黃色是與葉綠素混合產生的深綠色。

水煮萬壽菊葉子在日本並不常見，但是這種深綠色蔬菜可以每天食用。

建議大家「每天攝入10毫克葉黃素」。

10毫克葉黃素相當於兩三株菠菜。有些人可能認為這已經很多了。但是如果用火烹飪，它就會變得小很多。一餐吃下的量應該是比較合理的。葉黃素易溶於油，因此與油脂一起食用，例如用油炸，效果會更好。

假設你已經缺乏葉黃素，理想的做法是剛開始7～14天每天服用10毫克葉黃素。如果有困難，每兩天服用一次也是可以的。之後，每週至少服用兩到三次。

順便提一下，體內多餘的葉黃素會被人體排出體外。雖然有一定的限度，但是過量並不令人擔憂。

維生素王牌（ACE），改善眼睛健康的最強三重奏

維生素一般都很重要，但「維生素A、C和E」這三種維生素尤其重要。有時候，這三種維生素就合稱為**「維生素ACE」**，等同「維生素王牌（ACE）」。

維生素A是製造眼睛「感光細胞」的原料。

過去，人們的營養狀況不太好，許多人因缺乏維生素A而患上「鳥眼」（夜盲症）。維生素A會削弱感光細胞的功能，使人在夜間等黑暗的地方難以看清楚東西。

那麼，在食物如此豐富的今天，是不是就不用擔心維生素A的缺乏了呢？如果挑食或極端節食，就難怪不僅會缺乏維生素A，還會隨時缺乏其他營養素。

第二種是維生素C，它是一種高效抗氧化劑。我們已經告訴過大家為什麼抗氧化劑有助於眼睛的健康。

含維生素王牌（ACE）的主要食物

種類	食材
維生素A	鰻魚、雞肉、豬肝和牛肝、胡蘿蔔、南瓜等。
維生素C	甜椒、綠花椰菜、奇異果、苦瓜等。
維生素E	堅果、海鮮、脂肪和油類等。

第三種是維生素E，是脂溶性抗氧化劑，具有強大的抗氧化作用。它為脂肪酸提供抗氧化的保護，**保護富含脂質的細胞膜和細胞內的核酸免受自由基的攻擊。**

維生素A存在於鰻魚、雞肉、豬肉和牛肉肝臟以及胡蘿蔔和南瓜等橙色和黃色蔬菜中。

甜椒、綠色花椰菜、奇異果和苦瓜中含有維生素C。

因此，在這裡我們也可以

說，「多吃蔬果」。

堅果、海鮮、脂肪和油類中也含有維生素E。

例如，深綠色、紅色、橙色和其他顏色的蔬菜沙拉配上杏仁，是補充對眼睛有益的營養素之最佳方式。

「藍莓對眼睛有益」是真的嗎？

說到眼睛健康，很多人可能都會想到「藍莓」。

我自己也經常聽到這樣的說法，**但是結論是藍莓對人體並沒有什麼特別的好處**。

為什麼說藍莓對眼睛有益？你是否看過藍莓提取物保健品的廣告，其中提到「花青素」是其有效成分？

花青素是一種抗氧化物質。

如前所述，抗氧化物質有助於清除破壞細胞的活性氧。

更準確地說，這是儘量減少日常損害，而不是消除已經造成的損害。

因此，「花青素有助於改善日常用眼的健康」並非謊言。但是，說「只有花青素才有益於眼睛健康」或「藍莓尤其有益於眼睛」則是謬論。

這是因為**花青素並不是唯一的抗氧化物質。**

辣椒、綠色花椰菜和奇異果中含有豐富的維生素C，它是一種高效抗氧化劑。

紅葡萄皮中含有的多酚則是另一種抗氧化劑。

據說，螃蟹、大蝦和鮭魚中含有的蝦紅素（astaxanthin，簡稱ASTA）抗氧化活性是維生素C的六百倍。儘管如此，人們卻只討論藍莓。

不要一次性喝完水——增加血管負擔

人體大部分是水，因此經常喝水非常重要。然而，**喝水會迅速增加血液的體積，給血管帶來壓力。這會增加眼壓，從而導致漸進性青光眼和其他問題。**有青光眼或遠視家族史的人應該特別注意。

其實不宜一口氣把水喝完。更具體地說，在不到5分鐘的時間內喝下500毫升的水被認為是大口喝水。在炎熱的夏季，你可能會覺得可以這麼快速喝完，但這就是提醒你需要小心的原因。

除了純淨水，還應該注意咖啡因和酒精的攝入。

咖啡的上限是每天三杯。雖然原因不明，但是喝多了可能會增加罹患青光眼的風險。

那麼，無咖啡因咖啡有什麼值得擔心的嗎？

經常有患者問我這個問題。無咖啡因咖啡並非不含咖啡因，但是比普通咖啡更容易入口。不過，要注意每天不要喝太多。

其次是酒，被稱作是「百藥之長」，喝多了還是會對身體和眼睛造成毒害。

事實證明，過量飲酒會損傷血管。在人體的所有微血管中，眼部的微血管極為纖細和脆弱。不言而喻，眼睛特別容易受到酒精的傷害。

高血壓和糖尿病甚至會損害眼睛的健康。

高血壓會導致血管硬化。這種情況被稱為動脈硬化。

這與眼睛中的血管不無關係，視網膜中的動脈變得僵硬。**血管失去柔軟性意味著更容易堵塞。尤其是眼部的血管非常細，因此高血壓會增加血管堵塞的風險。**

那麼，當視網膜動脈阻塞時會發生什麼情況呢？如果堵塞持續很長一段時間，就只能看到堵塞的區域，而看不到可見的圖像。

更嚴重的是視網膜中央動脈閉塞，即視網膜中央的血管堵塞，這也被稱為**「視網膜動脈阻塞」**，可以確定血管堵塞到什麼程度，以至於患者在任何時候都無法再看到東西。

不過，如果你失明了，只要另一隻眼睛的視力沒有問題，你仍然可以在一段時間內過正常的日常生活。

因此，很多視網膜中央動脈閉塞症患者都不去治療，例如「我什麼都看不見，睡一覺就好了，看看會發生什麼」。有些人可能會想，「也許只是太累了，過一段時間就會好的」，兩三天後就不去管它了。

但是，視網膜中央動脈閉塞症（眼中風）不治療的時間拖愈長，就愈難恢復，失明的機率也就愈大。如果在視力喪失後立即進行治療，就有可能恢復視力。因此，如果一隻眼睛突然失去視力，應不惜一切代價趕緊去看眼科醫生。

還有一種疾病叫做「**視網膜靜脈阻塞**」，即視網膜上的靜脈阻塞。這也主要是由動脈粥樣硬化引起的，但是症狀與視網膜動脈阻塞不同。

當視網膜上的靜脈堵塞時，血液就會從無法承受壓力的血管中滲出。這種情況被稱為「眼底出血」。發生眼底出血時，就像被血管中滲出的血液阻擋了一樣，會影響視力，患者的視野會缺損，甚至失明。

當血液超過視網膜中心時，圖像會出現模糊或扭曲，但是無論如何，視網膜靜脈閉塞的症狀都不如視網膜動脈閉塞那樣明顯，後者會導致視力瞬間喪失。

從體外無法看到血管發生了什麼變化。只有眼睛的視力才能告訴你是否出了問題。如果你發現任何異常和不尋常的視力，請立即去看眼科醫生。

如果出現異常，及早治療將增加康復的機會。如果沒有發現異常，你就可以安心地回歸日常生活。所以做檢查絕對是正確的選擇。

在某種程度上，高血壓會損害眼睛的健康，甚至導致失明。

糖尿病還可能導致視力急劇下降，最嚴重的情況下也會導致失明。眼睛裡有非常細的微血管。

你可能聽說過糖尿病併發症會導致視力下降，最嚴重的甚至會失明。這也是由於眼睛中的微血管非常細小造成的。

糖尿病是一種慢性的代謝異常疾病，主因是由於體內胰臟功能不良導致胰島素分泌不足，或作用不良而對糖類的利用能力減退，甚至完全無法利用而造成血糖上升。之所以說這是一種疾病，是因為血液中過多的糖分會損害血管。看了這麼多的資訊，你可能也猜到了為什麼糖尿病會有失明的風險。

眼睛中的微血管非常細，因此很容易受到糖分的損害。

血管壁就像「下水道使用的土管」。糖就像淤泥一樣在土管中流動。即使有淤泥，少量的淤泥也能流過，但是當淤泥大量存在時，淤泥就會黏在土管管道上。更多的淤泥就會腐蝕土管管道。換句話說，過多的糖分會導致血管破裂出血。

另外，如果土管中累積了大量淤泥，也會造成土管堵塞，即水流受阻。

同理可證，太多的糖分會讓血液流動受阻。

換言之，眼睛的健康就是眼睛微血管的健康。

對於眼科醫生來說，眼睛微血管的狀況也是眼睛健康的一個重要指標。

眼底鏡檢查或「干涉光視網膜斷層掃描儀」的眼底檢查可以檢測出許多眼部疾病，還可以拍攝眼部微血管的圖像。血管的狀況，例如是否受到動脈硬化或高血壓的影響，被醫生用來衡量眼睛的健康狀況。

如何進食不會導致血糖飆升？

血管健康還取決於飲食。

例如，只吃鹹食會導致高血壓。如果繼續吃油膩食物和其他高熱量飲食，就會患上高血脂症。這似乎與眼睛的健康無關，但是由於眼睛內也有微血管，所以也是眼睛的問題。

高血壓和糖尿病都是所謂的「現代文明病」，可以透過改善飲食習慣來預防或減少。有利於眼睛健康的飲食習慣也可以說是避免高血壓和糖尿病的飲食習慣，因為高血壓和糖尿病會損害眼睛的健康。

例如，過多的鹽和脂肪會導致高血壓，因此應節制飲食，少吃口味重和脂肪含量高的食物。

此外，如果血糖持續大幅波動，罹患糖尿病的風險也會增加。因此，**不要吃太多碳水化合物食物，因為它們會使血糖迅速升高。為了減緩餐後血糖的升高，進食的順序應該是「蔬菜→蛋白質→碳水化合物」**。

此外，也因為肥胖是糖尿病的遠因，要避免飲食過度，並適度地運動。好的習慣一一養成，如此就能有益眼睛健康。

結論

正如文中提到的，很多人都不知道眼睛問題與身體問題有關。對有些人來說，這可能會嚴重影響到他們的生活計畫。

看似微不足道的眼睛問題也可能變成大問題。我希望盡可能減少這樣的患者，所以大約10年前，我在YouTube上開設了一個有關眼部健康的頻道，名為「眼科醫生平松類」。

感謝有這麼多人觀看我們的YouTube頻道，我們從收到的回饋和意見中獲得了大量有關眼睛健康的資訊，這讓我們感到非常驚訝。作為一名眼科醫生，這讓我非常高興。

另一方面，也確實有一些人的知識支離破碎或過於貧乏。我們認為他們對眼睛問題時常存在著很大的誤解。

這個世界往往充滿了令人驚訝的新資訊和顛覆傳統智慧的極端方法。然而，對健康來說，最重要的是你對「簡單而可靠的事情」了解多少。

眼睛健康也不例外，但是令人吃驚的是，很多人都不知道這些「簡單而可靠的事情」，或者即使知道，也經常會忘記。

因此，我們決定再次以書本的形式總結「平實而肯定」的作法。對於高知識水準的人來說，這也許不是什麼新鮮事，但卻是每個人都應該知道的眼睛健康基礎知識，以及在這些知識基礎上改善視力的方法。

說到健康，我們可能首先會想到血壓和肥胖。

請勿吃過鹹的食物，這樣可以避免高血壓；注意不要暴飲暴食，以便遠離肥胖；請堅持鍛鍊身體，這些都是每個人必須明白應該採取的措施。因為高血壓和肥胖症如果不及時治療，都可能致命。

那麼，「眼睛健康」又是什麼呢？

「眼睛健康對你重要嗎？」答案通常是「當然，非常重要」。

但是，當被問及「那麼，你是如何保護眼睛健康的呢？」很多人都會突然給出一個相當不熱情的答案：「我只是每年在年度體檢時檢查一次視力」，或者「我只是偶爾使用眼藥水」。

如果你拿起了這本書，那麼你不僅相信「眼睛健康很重要」，而且還願意「為眼睛健康做些什麼」。你們是積極的人，正在為此而努力獲取知識。

根據我和許多患者打交道的經驗，這些人愈主動、愈積極，他們的病情進展就愈好。

他們愈是積極主動地關注自己的眼睛健康，就能愈早發現和治療異常情況。這是其中的一部分；但最重要的是，主動積極的人每天都在實踐「你能為自己做什麼」。

如果把一切都交給醫生，你就不可能健康。只有和醫生保持良好的關係，接受必要的指導和治療，同時不忽視自我保健，才能提高健康的水準。

如果你已經閱讀了這本書，我相信你會繼續好好地愛護自己的眼睛，在有生之年保持良好的視力。

世界上並不是每個人都像你一樣主動積極。如果你身邊有一些人對眼睛的健康不太了解，我希望你能將本書中的知識和方法傳遞給他們。

數位時代對眼睛來說是一個艱難的時期，但是正因為如此，我們才完成了這本書，希望它能幫助盡可能多的人改善眼睛的健康狀況。

如果沒有我的家人、同事、出版社和發行公司的支持，這本書就不會出版。我要再次感謝他們。

2021年8月吉日

平松　類

「蓋博符號」訓練解答

如何解讀答案

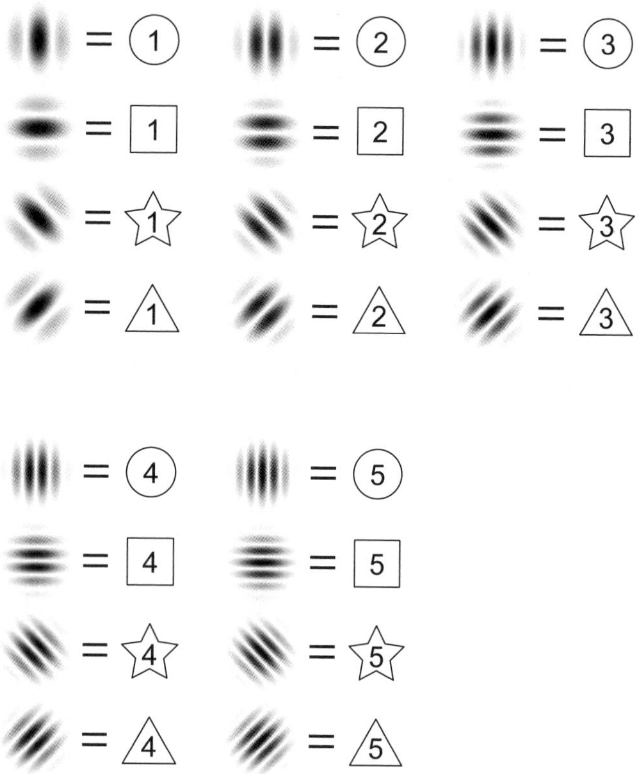

蓋博符號訓練 第1級 解答

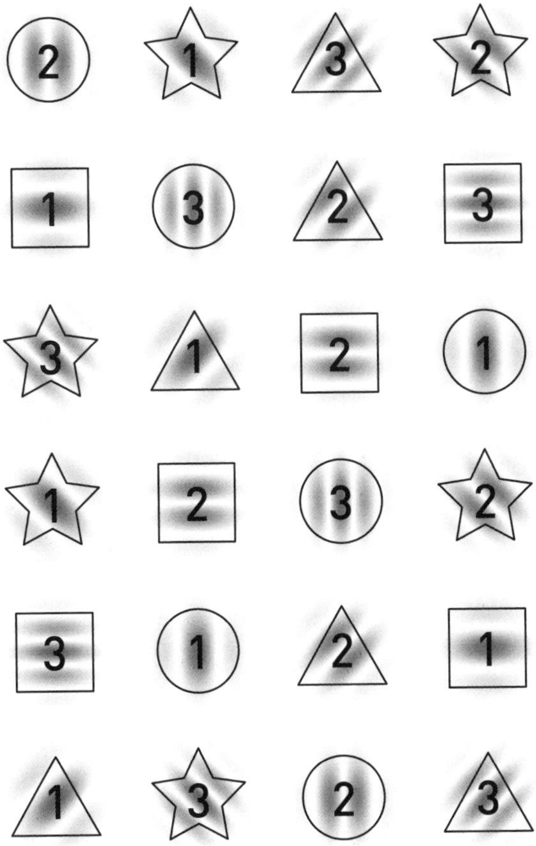

蓋博符號訓練 第2級 解答

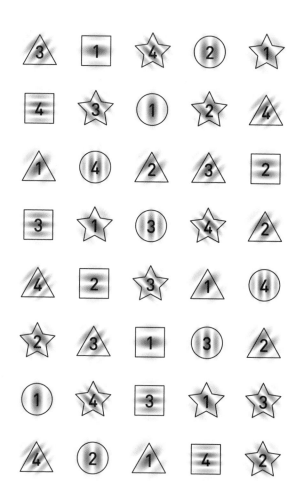

蓋博符號訓練 第3級 解答

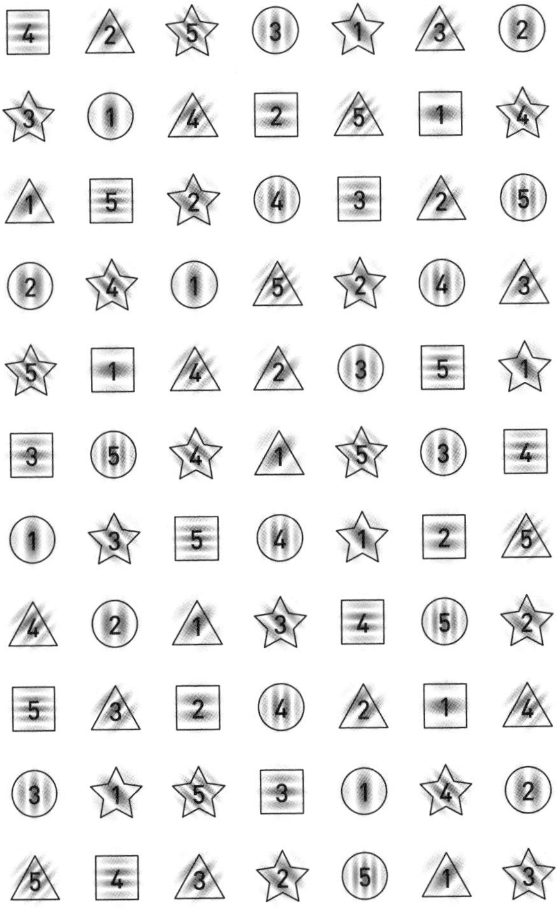

6）

Jenny MIP et al. Role of near work in myopia: findings in a sample of Australian school children
Invest Ophthalmol Vis Sci. 2008 Jul;49(7):2903-10

7）

Simone B et al. E-readers and visual fatigue
PLoS One. 2013 Dec 27;8(12):e83676

8）

戸田郁子、 坪田一男．「特集　眼不定愁訴」ドライアイと眼不定愁訴. あたらしい眼科1992; 9 ； 1115-1120

9）

戸上ら　VDT作業台の最適高さの研究
人間工学 23(3), 155-162, 1987

10）

T Ueda ,R Hiramatsu et al. A Randomized Placebo-Controlled Clinical Study of Lutein for Angiographic Macula Edema After Cataract Surgery
Invest Ophthalmol Vis Sci. 2008 Vol 49 2695

参考文献

1）

Annechien EG Haarman et al . The Complications of Myopia: A Review and Meta-Analysis
Invest Ophthalmol Vis Sci. 2020 Apr 9;61(4):49

2）

小原喜隆　科学的根拠(evidence)に基づく
白内障診療ガイドラインの策定に関する研究 ,2002

3）

Takenori Inomata et al. Maximum blink interval is associated with tear film breakup time: A new simple, screening test for dry eye disease
Sci Rep. 2018 Sep 7;8(1):13443

4）

Daphné Silvestre et al. Healthy Aging Impairs Photon Absorption Efficiency of Cones
Invest Ophthalmol Vis Sci. 2019 Feb 1;60(2):544-551

5）

Kathryn A Rose et al. Outdoor activity reduces the prevalence of myopia in children
Ophthalmology. 2008 Aug;115(8):1279-85

一輩子的好視力 : 只有眼科醫生才知道 , 保持好視力的 50 個習慣 / 平松類作 ; 戴月芳翻譯 . -- 一版 . -- 臺北市 : 時報文化出版企業股份有限公司 , 2024.01
面 ; 公分 . -- (CARE ; 83)
譯自 : 眼科医だけが知っている 一生視力を失わない 50 の習慣
ISBN 978-626-374-603-9(平裝)
1.CST: 眼科 2.CST: 視力保健

416.7 112018604

ISBN 978-626-374-603-9
Printed in Taiwan

CARE 83

一輩子的好視力：只有眼科醫生才知道，保持好視力的 50 個習慣

眼科医だけが知っている 一生視力を失わない 50 の習慣

作者 平松 類 ｜ イラスト 堀江篤史 ｜ 本文デザイン ごぼうデザイン事務所 ｜ 翻譯 戴月芳 ｜ 主編 謝翠鈺 ｜ 企劃 鄭家謙 ｜ 封面設計 林采薇、楊珮琪 ｜ 美術編輯 SHRTING WU ｜ 董事長 趙政岷 ｜ 出版者 時報文化出版企業股份有限公司 108019 台北市和平西路三段 240 號 7 樓 發行專線─(02)2306-6842 讀者服務專線─0800-231-705・(02)2304-7103 讀者服務傳真─(02)2304-6858 郵撥─19344724 時報文化出版公司 信箱─10899 台北華江橋郵局第九九信箱 時報悅讀網─http://www.readingtimes.com.tw ｜ 法律顧問 理律法律事務所 陳長文律師、李念祖律師 ｜ 印刷 勁達印刷有限公司 ｜ 一版一刷 2024 年 1 月 12 日 ｜ 一版二刷 2024 年 4 月 11 日 ｜ 定價 新台幣 380 元 ｜ 缺頁或破損的書，請寄回更換

時報文化出版公司成立於 1975 年，並於 1999 年股票上櫃公開發行，
於 2008 年脫離中時集團非屬旺中，以「尊重智慧與創意的文化事業」爲信念。